医の未来

矢崎義雄 編
Yoshio Yazaki

Eurus
Notus
Boreas
Zephyrus

JN282129

岩波新書
1300

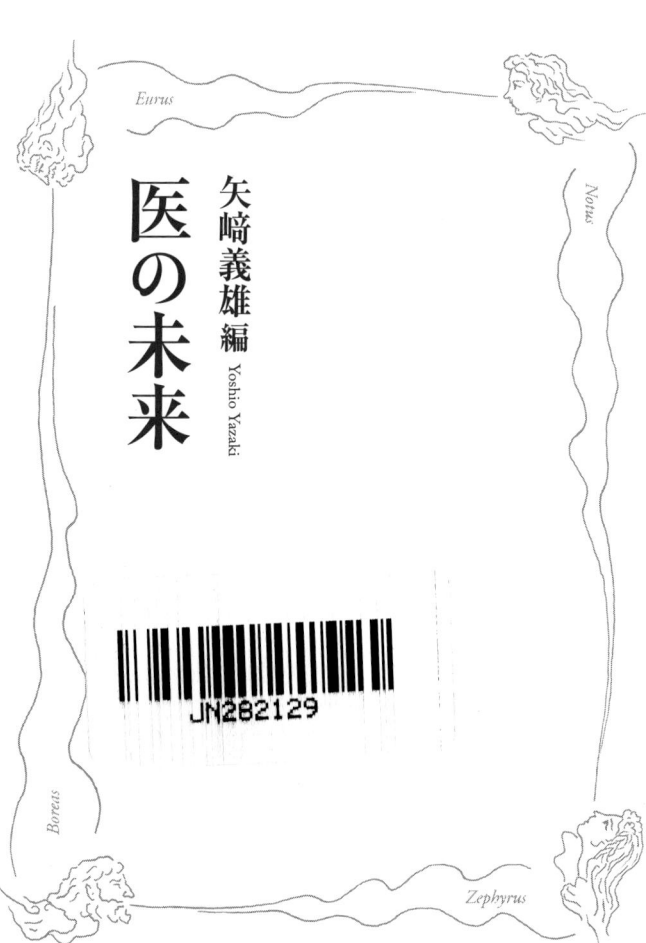

はじめに

医療は、安心社会を実現する基盤となるシステムであり、医学、医療の進歩は、いのちと地球の未来をひらく大きな役割を担っています。さらに、医療は、すべての人々がその生涯のうちで必ず接する機会がある大変身近な存在でもあります。

しかし、医療はとてもその内容が複雑です。それは、医療はきわめて高度の技術と知識を必要とし、しかも、その対象はひとりひとりの人々であり、そして人々そのものがそれぞれの生涯の履歴をもち、かつ特定の社会環境と価値感を有した人格をもっていることから、ひとりひとりに個別的に対応することが求められているからです。

一方、医学の進歩は、完成度の高い治療法の確立に大きく貢献し、がんなどの難病も高度先進医療による集学的な治療法で克服も可能になりつつあり、人類に大きな幸せをもたらし、期待もますます高まっています。しかし他方では、医療の内容はますます高度複雑化し、その治療効果の不確実性はむしろ高まっているという側面もあります。その結果、医療を提供する側と受ける側である患者を中心とした方々との医療への理解の視点からは、診療情報のさらなる開示の努力がすすめられていますが、むしろ距離が大きくなっているようにも感じられます。そして医療への評価も必ずしも満足度が高まっているとはいえない状況があり、大きな課題になっています。

四年ごとに開催されるわが国の医学に関する学会のすべてが参加する総合的な学術集会「日本医学会総会」は、二〇一一年四月、東京で開催される総会で二八回目を迎えます。第二八回総会では、医療をとりまくこうした厳しい環境を改善し、医学者、医療者だけでなく、市民の方々とともに日本の医学・医療の未来を切りひらくために、「いのちと地球の未来をひらく医学・医療—理解・信頼そして発展—」をメインテーマとしています。本書は、その第二八回日本医学会総会を記念して企画されたものです。一九九九年に刊行された岩波新書『医の現在』(高久史麿編)の続篇にあたる本となります。

本書のⅠ部は、「未来の医療と社会」として、現状の問題とその対策について、わが国の医療のあり方、良き医療人の育成、医療の質向上、そして医療倫理についてわかりやすく解説しました。Ⅱ部「地球規模の医療」では、グローバル化がさらに進展する時代での医療の問題を俯瞰的にとらえています。Ⅲ部「未来の医学・医療」では、現在の医学、医療を踏まえた上で、未来の展望を語ります。Ⅳ部「生と医の未来」では、長寿社会において、未来の死と生につき、未来をどう生きるか、医学に何ができるかを論じています。

本書は、医学の未来を見据えて、その現状と展望を、広く一般市民の方々に伝えることを目的に企画しました。現代という時代の切り口として、長く読み継がれることを期待しています。そして、本書を通して、若い世代の人たちが医学の未来に明るい希望を見いだし、また医学、医療と社会のあり方についてのご示唆がいただければと願っております。

二〇一一年四月　第二八回日本医学会総会の開催を迎えて

矢﨑義雄

目　次

第Ⅰ部　未来の医療と社会

第1章　医療を守る

桐野高明

わが国の医療の現状や将来像に関して、心配する多くの声が聞こえてくる。医療は制度として果たしてうまくいっているのだろうか？　日本の医療のレベルは他の先進諸国と比較してどうなのだろうか？　日本の医療の値段は高いのではないだろうか？　医療の安全について、危惧する意見も多い。安全で安心な医療は果たして実現されるのだろうか？　高齢社会を迎えるこれからの医療に不安はないのだろうか？　さらに、最近では各地で地域医療の崩壊が話題となり、産科医療、小児科医療、そして救急医療の危機がしきりに報道されている。このまま放置すればわが国の医療提供システムは崩壊していくのではないか？　いやすでに崩壊が始まっている、という見解もある。高齢社会の到来に際して、完全とまでは言わないまでも、大部分の国民が納得し、受け入れられる医療のシステムは得られないのだろうか。これは医師をはじめとする医療従事者だけではなく、国民の大部分が抱いている心配だろう。

1　日本の医療

この五〇年ほどの間に起きた医学の進歩は、後で振り返ってみると驚異的だ。第二次世界大戦が終わった一九四五年当時、結核は「国民病」と言われるほど大きな問題だった。医学は結核に対してほぼ無力で、実に死因の一四％が結核のためだった。周産期の死亡率も高く、乳児は一六人に一人、母親も出産のたびに五〇〇〇人に一人が死んでいた。しかし、抗生物質の開発に始まって、高血圧の治療薬など、効果の高い薬剤が導入され、治療は大きく前進した。一九七〇年代には、ＣＴスキャンやＭＲＩといった極めて高い性能の診断装置が次々に開発され実用化されてきた。外科手術による治療成績も飛躍的に改善され、顕微鏡手術、内視鏡手術が一般化されてきた。診断から治療までが短時間で、痛みも少ない安全な方向に大きく改善されてきた。

医学の進歩は、日本人の健康の向上と平均寿命の延長に大きく寄与してきた。病気になった場合の安心感や受ける苦痛の程度も、五〇年前とは比較にならない。このような医学の進歩の結果、医学への信頼が増し、医療関係者がますます感謝されるようになっていると、通常の場合には予想できる。しかし、医療の場合には不思議なことに、ますます医療は信頼を喪失し、医療関係者は時とともに、感謝されずむしろ非難される対象にさえなってきた。これは果たしてどういうことであろうか。

医療は本来、安全であることが非常に重要だ。しかし、一方で病気によって健康が著しく障害されている時に、それを取り除く治療はリスクを伴うことも多い。また、医療の手順が複雑化して、数多くの治療のための処置を行う必要があると、そこにはヒューマンエラーの危険性が潜んでいる。単純な繰り返し作業の中にも、重大な間違いの可能性がある。医療関係者は医療の安全に気をつけるように教育を受けるものの、それでも重大な事故が起きる。そのために、医療界は厳しい批判を受けることになった。とくに、一九九九年に横浜で起きた患者取り違え事故によって、医療への信頼は厳しい試練にさらされることになった。新聞やテレビに、医療の安全性と信頼性を揺るがすような記事が連日のように報道され続けた。また二〇〇六年には、出産に伴なって母親が死亡した福島の事故をめぐって、医師が逮捕されるという事件が起きている。

医療に対する一連の厳しい批判は、社会からは当然のこととして受け止められてきた。一方で、医療関係者の方からは、これではリスクを伴う医療ができなくなる、という深刻な危惧が表明されるようになってきた。このようなことは、患者の方からの過剰な安全要求によるのだろうか、それとも医療の方で避けることのできるエラーが繰り返されているのが問題なのだろうか。治療成績の向上、平均寿命の延長などの成果を収めてきた日本の医療は、「世界の中の医療」という目で見て、大きく遅れているのだろうか。はたして、世界的に見て、問題が多いのだろうか。医療の質に大きく劣る点があるのだろうか。

日本という環境の中だけで見ていると、確かに医療は問題だらけのように見える。そこで、ひとたび世界の先進諸国の中での日本の医療という観点で見るという方向に転じる。そうすると、意外なことにその評価は高い。OECDヘルスデータによると、わが国の平均寿命や周産期死亡率などのデータでは世界のトップレベルに位置している。この成果は、わが国の経済成長による生活レベルの向上が寄与している面も否定できないが、医療が貢献したことも間違いないだろう。二〇〇〇年に公表されたWHOヘルスレポートでは、健康の到達度と公平性、人権の尊重と利用者への配慮の到達度と受診の公平性、費用負担の公正さなどから評価した保健医療システムの総合目標達成度の評価において、わが国は加盟一九一カ国(当時)中一位となっている。(このランキングは必ずしも正当な評価ではないという、主として米国からの批判もあるので、多少は割り引いて考えるべきであろう。)

WHOやOECDなどの公表する医療データで見る限り、日本の医療は比較的少額の医療費で、高い健康達成度を実現しているとされている。GDPあたりの医療費が主要先進国の中で最も低いレベルにあることはよく知られている。保険会社のAIUは定期的に世界各地の医療費を調べて公表している。とくに盲腸(虫垂炎)手術の総費用については、二〇〇八年調べの結果を一覧表として出している。それを見ると、北米の価格は一五〇〜二〇〇万円、西ヨーロッパでは一〇〇〜一五〇万円(ジュネーブはとくに高く、二九七万円)となっている。アジア・オセアニア諸国でも、北京が二〇万円、バンコクが四〇万円と表示されている他はいずれも六〇〜八〇万円だ。わが国ではほぼ三〇〜四〇万円と考えられるので、世界でも最も医療費が安い国の一つだ。ただし、近年日本では医療費の中の自己負担率を徐々に増大させてきている。そのため、総額が安くても、窓口で支払う医療費の額は少ないものではなく、わが国の医療費が非常に安くなっているということを実感しにくくなっていることも問題の一つだ。

公平に判断すると、わが国の医療の質はそれほど悪くはない。外科の治療成績のデータから見ると、わが国の治療成績はむしろ非常に良好だ。例えば、心臓移植はわが国では数多くは行われていないので、治療成績も充分ではないと思われるかもしれない。しかし、実際にはこれまでの成績では欧米の成績より圧倒的に良い。欧米の心臓移植治療成績は一年生存率八〇〜九〇%、三年生存率七〇〜八〇%だ。一方、日本の心臓移植は極端に少ないが、これまでに二例が死亡したのみで、三六例までの七年生存率は九〇%であり、その後死亡例が出ていないことから生存率はさらに向上し続けるものと期待される。(社団法人日本臓器移植ネットワークによると二〇一〇年一一月の時点で八〇例の心臓移植が実施されているが、この時点の死亡例は三例であり、高い生存率は変わっていない。）この他、多数の外科分野でわが国の成績が良いことが報告されている。このように、わが国の医療技術が欧米先進諸国に比肩できるレベルにあることは確実だ。日本の医師は、まじめに技術と知識の向上に取り組んでいる場合が多く、おおむね信頼を寄せるに足る存在だと言っても過言ではないだろう。

2　医療システムの問題

しかし、医療のシステム（医療を提供するための病院やマンパワー、その背後の医療制度の全体をここでシステムと呼ぶことにする）という観点から見ると、わが国の医療には問題が多い。医療の安全に関する問題は、医療のシステムが進歩した医療のレベルに対して遅れてしまったことに起因することが多い。なかでもマンパワー不足は深刻だ。例えば、一人で複数の患者を手術室まで送り届けなければならない看護師の実情や、一人で大量の出血に対処せざるをえない産科医の勤務実態が、大きな医療事故の背景にある。前者は、横浜の患者取り違え事件の背景にあり、後者は福島の出産に伴う母親の死亡の背景にあった。どちらも、先進国の病院としては非常に問題の多い医療システムの遅れがその基盤にあった。このような医療事故が発生した場合に、現場担当者の責任を追及することもさることながら、基盤にある問題を解決しなければ、同様の事故が繰り返し起きることになるだろう。医療においては、「誰が悪かったか」より、「何が悪かったか」の分析の方がはるかに重要だ。医療体制の脆弱な基盤が、現場で起きているさまざまな問題の背景にあることを、ここでは強調したい。

一九六〇年当時、先進諸国はいずれも戦争の痛手を克服し、徐々に経済成長をとげつつあった。医療も発展の途上にあり、戦勝国と敗戦国との間にはそれほど大きな差はなく、人口あたりの医師数、看護師数、病床数、平均在院日数などはおおむね同じような値だった（図1－1）。

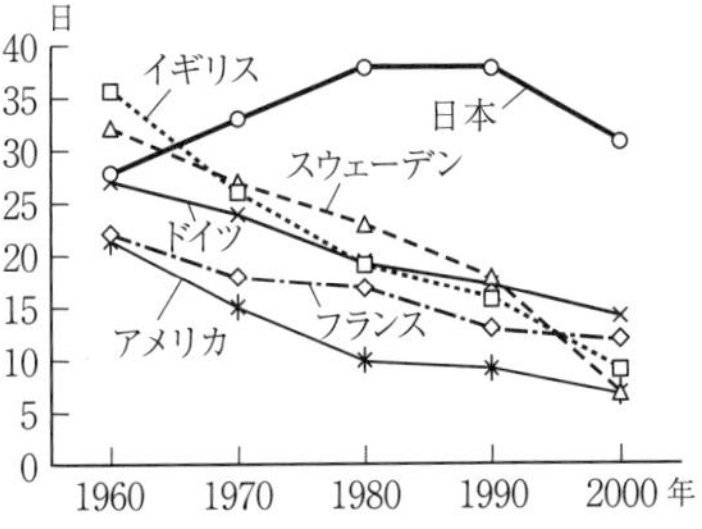

図 1-1　平均在院日数の各国推移
（OECD Health Data 2003 より）

その後、日本を除く先進諸国では病院を、短期入院を中心とする急性期診療に対応させ、病院の業務を担当するマンパワーを拡大させてきた。病院の中では、医師だけではなく、さまざまな業務を担う職種を発展させてきた。これは高度化・複雑化した医療を合理的に担当するための、いわば必然の経過であった。先進国型（あるいは成熟社会型）の医療とは、つぎのような特徴を有する医療システムだ。

① 充実した教育体制と厳格な専門医制度
② 病院機能の集中化・集約化
③ 病院と診療所の密接な連携体制

④ チーム医療の推進と業務範囲の職種による制限の見直し
⑤ 医療安全と患者権利尊重のためのシステム

事実、多くの西ヨーロッパ諸国および北米のシステムはこのような方向で動いてきている。一方、わが国の医療は全国津々浦々、いつでもどこでも診療が可能な医療体制を大きな理想としてきた。それが国民の健康を守る上で大きな貢献をしたことは間違いがない。しかしながら、医療が高度化してくると専門分野ごとに充実した教育体制によって専門家を養成し、厳格な専門医制度によって医療の提供を調整していかなければならなくなる。専門的医療を全国津々浦々にすべて整備することができない以上、地域の医療ニーズを予測して病院機能を集中化し、地域の診療所と密接に連携して医療提供を行っていくことが、限られた医療資源の下で最も効率がよい。そして、医療のさまざまな局面で職種間の協力を推進していく。このような体制が確立していけば安全な医療システムを確立しやすくなり、医療に対する信頼も得られるようになる。要するに、新しい時代の医療に対処するためには、医療システムを先進国型に変換しておくことがぜひとも必要なのだ。

わが国においても、同様な改革の努力がなかったというわけではないが、それにしても遅かった。そして一九九〇年代に入って、ますます医療の高度化、つまり先進国型への変換が必要となった。しかし、その変換に対応する資金や人手は供給されなかった。医療の高度化に対応して、急性期医療型に病院を転換し、平均在院日数を短縮すれば、当然病院の業務は飛躍的に増える。とくに中堅から若手医師の業務量は非常に増大する。それに加えて、医療安全や患者への説明、各種の法令・規則への対応など、さまざまな業務が爆発的に増えてきた。そして、その大きな部分は医師によって担われることになった。医師の業務をサポートするようなスタッフの増員や、医師の行う事務的な業務を引き受ける職種の拡大などが進まなかった。さらに二〇〇〇年代に入ると、それに加えて総医療費の削減まで行われた。そうなると、多忙な病院ほど医師は低い処遇で日夜奮闘しなければならなくなる。このようにして、医療は、ぐらぐらであやうく崩壊しそうになって立っている建築物のような状態となった。どこか一つを動かすと、全体がさらにぐらぐらになり、崩壊の危険があるとさえ言われるようになってきた。

3　改革の方向

医療は、人類の健康を守り、病気の予防と治療に大きな役割を果たしてきたことは間違いがない。高齢社会を迎えるわが国においては、医療が適切に提供されることが国民のすべてにとってとりわけ重要だ。ぐらぐらになった医療を立て直して、堅固な基盤の上に再構築することは、わが国にとって喫緊の課題だ。では、どのようにして改革をしていけばよいのだろうか。

表 1-1　先進各国の医療システムの比較

		イギリス	ドイツ	フランス	日本	アメリカ
供給		公	公	公	私	私
公的病院の割合		ほぼすべて	約 90%	約 70%	約 20%	約 25%
財政		公	公	公	公	私
		税	保険料	保険料	保険料＋税	——

（広井良典『日本の社会保障』岩波新書，p 68 より）

改革の方向には、お手本があるのだろうか。医療の改革において先行してきた西ヨーロッパや北米の先進諸国では、すでに医療にはほとんど問題がなく、ただ整然と医療システムが維持されているのだろうか。また、その国民は多くの場合、満足しているのだろうか。残念ながら、実際はそうではない。多くの国において、医療にはさまざまな失敗や問題があり、医療は国の政治の中で中心問題の一つであり、それをどう改革していくかに関しても、国によってさまざまな異論がある。

西ヨーロッパの先進諸国では、その財源が税であるのか保険であるのかの違いはあっても、公的な経費負担のもとで公的に運営される医療が一般的だ（表1-1）。その中でも、イギリスの医療は、「ゆりかごから墓場まで」のスローガンのもと福祉国家路線の中心として、国営のＮＨＳ（National Health Service）がその役割を担ってきた。ところが、医療の高度化にともなった医療費の増大とシステムの非効率が大きな問題になってきた。そこでサッチャー政権は一九八〇年代に医療の大改革を行った。

NHSに競争原理を組み入れて、運営を効率化し、全体の医療費を大きく削減した。しかし、その改革はほぼ失敗に終わったとされている。疲労困憊した医療関係者はやる気を失い、他の英語圏に流出する医師も多かった。医療のアクセス（受診のしやすさ）は完全に障害され、患者は治療を受けるまで長期間待たされることになった。乳ガンが発見されても手術まで半年待ちという、先進国とは思えないような状況となった。これに対して、一九九七年に成立したブレア政権は医療費と医師養成数の急増を目指し、回復に努めてきた。だが、ひとたび崩壊したシステムを立て直すには、莫大なコストと長い回復期間を必要とするため、なお困難な状態にある。

米国では、西ヨーロッパとは異なり、医療を個人が購入する私的サービスと位置づけ、医療費も医療の提供も私的システムに委ねてきた。医療費は個人が負担することになるが、そのリスクを回避するために民間医療保険が発達している。医療を民間に委ねている米国の医学・医療はその研究レベル、教育レベルにおいて世界一であり、また先端医療のレベルも非常に高い。高度の研究レベルを背景として、米国で開発された新薬や医療機器は世界に向けて輸出されており、医療は米国の輸出産業の根幹の一つとなっている。

このように書くと、米国の医療はまさに最適に運営されているように見える。しかし、実際には米国の医療は深刻な問題を抱えている。価格が自由に設定できる米国の医療では、総医療費の果てしない増大が大きな悩みだ。国民一人あたりの医療費総額は先進諸国の中でも群を抜いて大きい。そのため、一九八一年に就任したレーガン大統領の時代に、医療費の抑制を目指してマネージドケアというシステムを発達させてきた。このシステムでは、保険会社が患者と病院の間に立って病院や治療法を選択する。その結果、医療費が適切に制御されるどころか、ますます総医療費が増大し、国民の間に著しい不平等を生み出してしまった。自由な市場的競争のもとで提供される医療は、医療費を際限なく増大させ、保険会社の取り分が拡大し、患者にとっては受けられる医療に著しい格差を生み出すシステムでもあることが米国の例で示された。

どの国も増大する医療費の問題をどう解決するべきか、大きな悩みがある。医療費を公的に制御しつつ厳しく抑制すればイギリスの失敗になり、民間保険の活用により市場の制御に委ねれば米国の失敗になる。わが国の医療の改革の方向は、どこかのお手本を部分的にコピーしてくれば、何とかなるという代物ではない。しかし、医療を改革していくにあたり、医療費の総額をあまりに強く制限すると医療全体が破壊され崩壊するという点に関しては、先進諸国の貴重な経験に学ぶべきだ。また、公的な支出を低く抑えて、それ以上は各人の経済的能力に応じて医療を提供するという体制では、著しい医療格差が発生する。いつでもどこでもどころか、患者の経済的状態が、すなわち医療を受けるバリアーになる。

わが国では、西ヨーロッパ諸国のように医療費は国民皆保険制度のもとで公的に運営されている。（一九六一年に発足した国民皆保険制度は二〇一一年には五〇周年を迎えることになる。）一方、医療提供システムは必ずしも公的なわけではなく、医療機関の多くは私的だ。また、米国のように医療を私的サービスと考えて、市場的なシステムを採用しているわけでもない。いわば両者の混合物のような仕組みだ。したがって、わが国の諸条件を考えに入れた賢明なシステム構築をしなければならない。その際に、医療費を過度に抑制し、医師・看護師をはじめとする医療のマンパワーを制限してきたわが国の医療制度は、がたがたで脆弱な状態になっていることに注意を払う必要がある。ぐらぐらの建物のような状態なので、一つの部分の改善が別の部分の崩壊を起こす可能性がある。個々の領域の予算増額要求を勘案すれば、最終的に全体が安定するシステムではなくなっている。医療を守るために、まず最も重要なキイワードとなるのは、医療に投下される総資源、すなわち医療費とマンパワーだ。

ではは医療費を増額して、医療のマンパワーを充実することについて、心配なことはないのだろうか。医療費を増やし過ぎると、国の経済の中での医療費負担が増加し、結果として日本の経済活力が失われるのではないだろうか。また、医療費やマンパワーを増やした場合に、それが無駄遣いに終わらずに、本当に必要な医療に適切に使われるという保証があるのだろうか。医療システムを信頼してよいのだろうか。このような心配を克服しなければ、国民が心の底から医療の改革を望むということにはならないだろう。

4　医療と経済

一九七〇年代に入って、高額の診断機器の発明など医療技術の進歩が急速に進み、医療費が急激に増大してきた。そのために、医療費の増大を国の経済が支えられず、放置すれば国の経済的活力を阻害するのではないかという考え方が強くなった。(一九八三年に当時の厚生省保険局長吉村仁氏が論文の中で用いた「医療費亡国論」が有名。国民負担率を上昇させてきたイギリス、西ドイツ、スウェーデンなどが先進国病にとりつかれているとして、日本でも国民負担率を上昇させれば、経済活力を失うのではないかとの危惧を示したものだ。) 当時、西ヨーロッパ諸国では経済成長の限界が見えてきたのに比べて、わが国はいまだ活力を保持しているように見えた。そこで、西ヨーロッパ諸国の経済の苦境を称して「先進国病」と言った。そのことは、ある意味では理解できるものの、わが国経済への過信があったとも言えるのではないだろうか。西ヨーロッパ諸国は、高い国民負担率(租税・社会保障負担の率)を維持し、高い税金を徴収しつつもそれを国民に還元する政策を継続した。そして、国民と政府との間に税の使われ方の上でコンセンサスが醸成され、高いけれどもやむをえない負担として合意が形成されてきた。わが国では、国の財政からの支出が要求されることになっても、国民は税や社会保険料の負担の増額をする政府を支持しない。したがって、政府の歳入の倍額以上の歳出をするという、とんでもないことになってきた。果たして、どちらの国のやり方が賢明であったのだろうか。また、果たしてどちらの方において持続的な経済の活力が維持されることになったのだろうか。どうもわが国の経済の方が旗色が悪いのではなかろうか。

医療が活性化し医療費が増大すると、必ず経済の活力が失われるということはない。むしろ西ヨーロッパ諸国では医療費を増加させながら、日本より高い経済成長率を保っている国がいくつもある。米国の医療・健康関連産業は国の産業の一〇％を越えると言われるほど、規模が大きい成長産業であり、輸出産業だ。わが国においても、医療費の総額が増大し、それに伴って病院で働くさまざまな職種が増えれば、病院のマンパワーが確実に充実してくる。そして、医師の過重な業務が緩和され、一方でそれだけ雇用が拡大し、国内需要が増大することに繋がるわけだ。さまざまな経済学的分析からも、医療が発展すれば、安全で安心な社会の実現に寄与するだけではなく、わが国の経済活力を伸ばす働きもする可能性が高いことがわかっている。

しかしながら、わが国においては、増大する医療費を負担するシステムが崩壊しつつあり、またその改革に向けての国民的コンセンサスの形成も遅れている。このことが一番大きな問題だ。よく言われる表現ではあるが、「負担は最低に、給付は最高に」はありえない話だ。負担と給付のバランスは一国のあり方の基本的デザインの問題であり、国民的なコンセンサスの形成が喫緊の課題だ。その際に、わが国では医療において富裕層と非富裕層との間で著しい格差が生まれ、個人の経済的な状態に応じて提供される医療そのもののレベルが大きく異なるというような制度が選択されるであろうか。そうは思えない。これまで、医療はだれでもが、どこにいても安心して受けられる、一種の共通社会資本として理解されてきた。その基本的な考え方が無理なく維持できる方策を、政府もまた国民も考えるべき時期が到来している。

5　医療における信頼

わが国の医療を守るには、医療に投下される総資源、つまり医療費とマンパワーを増大する他にはない。しかし、その増大が国民の大多数にむしろ歓迎されるには、医療が信頼されていることが必要だ。医療に対する信頼がなければ、国民の方から見ると、医療にそれだけ支出するという気持ちも湧いてこない。（日本学術会議では、二〇〇八年に「信頼に支えられた医療の実現─医療を崩壊させないために」と題する要望を政府に対して提出している。日本学術会議のホームページから「勧告・声明・報告」のページに行くと読むことができる。http://www.scj.go.jp/ja/info/kohyo/pdf/kohyo-20-y3.pdf）

医療は患者の求めに応じて、医療というサービスを提供し、それに対する対価を受け取って成立する一種のサービス業と見なすこともできる。医療の経済的側面だけを強調すれば、当然そうなるだろう。しかし、実は通常の市場の中で取引の成立するサービス業としては、どうしても成り立たない性質が医療にはある。それは人の命という、価値を計ることが難しく、値段がつけられないものを対象としていることに起因する医療の特殊性だ。人間が行うさまざまな「業」の中で、医療は人の命を直接対象として、場合によってはそれを損じてしまう可能性のある「業」だ。医療はこの五〇年間著しく進歩した。しかし依然として不完全だ。いずれの日にか死すべき我々人間の運命そのものに対しては、無力だと言っても過言ではない。したがって、医学や医療は価値が計れないほど貴重な命を対象とし、不完全で未完成の知識と技術で立ち向かうことになる仕事であることをぜひ理解していただきたいと思う。

それとともに、医師をはじめとする医療関係者の方でも、医療に対する信頼を高めるような努力が日々なされなければならない。医療についての情報や知識が一番集積している職業的グループは医師だ。欧米の先進諸国では、医師が専門的見地から医療のあり方について提言をし、国民の選択に委ねることが、適切な医療システムの形成に必要と考えられ、またそのように医師の組織は役割を果たしてきた。この背景には、ヨーロッパにおいて弁護士や医師が、専門職としての自律組織を形成して、専門職能集団としての責任を果たしてきた長い歴史があり、蓄積された信頼がある。専門職としての信頼を確立するためには、まず医師みずからが医療の品質保証をすることが大切だ。そのためには、医師は何をすればよいのだろうか。

医療の質に対する信頼を確立するために、手始めになすべきことは専門医制度を確立することではないかと思う。すでにほとんどの医学の専門領域には専門医制度があり、多くは学会によって運営されている。その中には関係者の努力によって非常によく運営されている制度もある。しかし、わが国の専門医制度は他の先進諸国の制度に比較すると、その理想からはほど遠い。それぞれの専門医制度は質のコントロールを目指しているが、量のコントロールは考えていない。それぞれの専門分野にどれだけの専門医が必要かを検討する機構はどこにもない。

専門医の質をコントロールしながら、専門分野の症例数やその分布を配慮して専門医を全国に配置することまで考慮しなければ、高いレベルの医療は提供できない。わが国には、医師不足の問題の他に、医師が地域や専門領域において、偏って分布している偏在の問題がある。偏在を補正して、適切な分布に制御していくために、多くの国で役に立っているのは専門医制度だ。ところが、わが国の専門医制度は医師の専門分野ごとの数のコントロールをしていないので、偏在に対して無防備な仕組みになっている。

また、専門医の認定では「専門医試験」が重視されているが、専門医を育てる教育機関の認証評価は十分とは言えない。教育内容についても改善が必要だ。例えば、高齢社会を迎えるわが国では、専門医も総合的な診療能力を修得することが望ましい。ところが、全体として専門医に求められる統一規格のようなものは存在しないため、それぞれの分野がバラバラに認定を行っているのが実情だ。このような制度上の欠点を克服するために医学界としての努力が行われているものの、実現にはなお時間を必要としている。ドイツの専門医制度は一九一〇年代に、米国のそれは一九二〇年代に始まり、長い年月をかけて形成されてきたものだ。したがって、わが国においても拙速をもって制度をゆがめることは避ける必要があるものの、医療崩壊が叫ばれ、医療への信頼が揺らいでいる今こそ、本格的専門医制度への改革を始めるべき時期だ。

6　おわりに

安心して生活していける社会であるためには、医療の基盤が安定していることが必須だ。そのためには、諸外国の失敗例をよく観察し、わが国の実情に合った改革をしていく他はない。その時に、医療に対する資源、すなわち医療費とマンパワーを供給することが必要だ。また、資源を供給することに社会が納得し、合意するためには、医療に対する理解があり、医療に信頼が集まっていることが、これまで以上に重要となる。このためには、医療関係者も努力が必要だと思う。

第2章　医療人を育てる

吉岡俊正

科学技術の発展とともに医学の発展も止むことはない。病気の原因は分子・遺伝子のレベルで明らかにされ、新薬やロボット手術など医療には、患者がより早く、安全に健康を取り戻すように、さまざまな新技術が応用される。これらの技術を扱う医療者の教育には新しい知識と技能を教えることが必要であるが、現在の医療教育は裾野をもっと広げている。

二一世紀になり、「患者さんが満足する」ということも重要な治療の一つであることが認識されてきた。診断や治療について患者さんが自ら考え、決めていくというやり方が一般化した。社会が医師に求めることの第一は、必ずしも最先端の技術ではなく、自分の話を聞き、自分の考えを受け入れる姿勢である。医師が何も話さずに「はい、くすり」というような医療は行われなくなった。医師はじっくり話をして患者さんの希望を聞き、診断治療について詳しく説明を行い、患者さんが納得して医療を行うようになってきた。健康と病気に対して患者と医療者が逆の方向から相対していた時代から、同じ方向を向くようになってきたと言える。この変革に沿って「コミュニケーション力」は医療系の教育で重要な目標となってきた。

「患者サービス」、「介護サービス」など、医療関係用語に「サービス」という言葉が付くようになったのも最近の傾向である。サービスは「仕える」という意味をもち、医療がサービス化すると医療資源の使われ方も変わってくる。医師は患者さんが得心するように説明をしながら診療を行い、看護師は患者さんが気持ちよく治療を受けられるように気遣い、検査技師は検査の過程やそこで生じる不快感などを説明し、薬剤師は薬の飲み方や副作用について説明することが求められる。患者は普段とは異なる環境、心理、人間関係のなかで様々な不安を持って来院するので、そこで不安を和らげる気遣いを受けたり、十分な説明を受けたりすることは、医療を受ける者にとっては安心につながる好ましい動向である。患者が理解できるための「説明力」もまた医療教育の目標となった。説明するためには、「説明できる医療」が行われなくてはならない。そのため、「安全な医療」、「根拠に基づく医療」、「医療の透明性」なども教育の一部となってきた。

日常の診療でも、高度医療、終末期医療でも様々な医療者がひとりの患者に係わるようになってきた。医師・歯科医師・看護師・薬剤師だけでなく検査技師、介護士、作業療法士、社会福祉士など医療に係わる職種は多い。それぞれが関連し合い、重なり合いながら、それぞれの専門性が活かされること、「協働」が必要である。チーム医療という言葉が使われるようになったが、現実にはそれぞれ異なる背景で教育を受け、異なる専門力をもつ職種がサッカーやバレーボールのような「チーム」を構築するのは難しい。しかし患者中心医療を実践するためには、変化する患者とその周囲の環境に合わせたチームが必要で、これも教育目標の一つになっている。

一方で医師・看護師不足が顕在化している。喫緊の問題であれば、方策として医師・看護師を国外から輸入することが考えられる。二〇〇九年には国外からの看護師が日本で仕事をすることが話題になったが、医師輸入の論議はなされておらず、医学部の数・定員を増やすことが議論されている。しかし国外では医療者の国際間移動が当たり前になってきており、医学教育の質格差への国際的対応が始まっている。

1　教育の質保証の時代

医学教育に限らず、いま教育の質保証が盛んに論じられている。一八歳人口の減少に伴い、選り好みをしなければ進学希望の高卒者が全員大学に入れる時代になった。そのような状況で、大学（高等教育）とは何を目指し、大学を卒業した者が何を達成しているかは日本の将来にとって重要なことであり、大学で教える内容とその結果を示すのが教育の質保証である。

しばしば医療系高等教育は教育の質保証がわかりやすいと言われる。なぜなら、医療系高等教育は卒後取得する資格に卒前教育が規定されるからである。確かに国家試験制度のなかで教育を行っている医療系大学では試験に合格することは最低限の教育達成目標である。単に医学的知識を評価するだけの国家試験では大学を通じて育成する医療者の資質を評価できないものの、とりあえず卒後に国家資格のための試験がない分野の高等教育よりは大学間で共通の教育目標となっていることは事実である。最近一〇年の変革として、卒業時の達成度だけでなく、教育課程途中の医学生の教育目標達成度を大学間で統一して評価するようになり、同じことが歯学・薬学教育でも行われている。

一般の読者には「共用試験」といってもピンとこないと思われるが、医学部では(歯学部・薬学部でも)国家試験と同じように日常語になっている。学生間でも「キョーシ」と呼ぶほど一般化している。キョーシは日本の医学教育改革に大きな影響を与えた。

共用試験は日本の医科大学が共用する試験システムのことである。試験は共用試験実施評価機構という独立した団体により運営される。共用試験実施評価機構は医科大学と歯科大学が出資し、学生が受験料を払って運営されている。では共用試験では何を試験し、それがどのように日本の医学教育改革を促進したのか。平成一三年に全国医学部長病院長会議と文部科学省が中心となり、医学教育モデル・コア・カリキュラム(通称コアカリ)が作成された。これは日本の医科大学で教えるべき基本的事項を示した到達目標である。高質で均一な医療を目指すには各大学で行われる医学教育結果の水準が保たれている必要がある。卒業生が全国の病院で研修するときに、卒業大学で教えたことにばらつきがあっては患者への危険さえ伴いかねない。医師として最低限必要な知識・技能・態度を定め、どこの医科大学でも必ず教育する内容を示したのがコアカリである。

コアカリは、準備教育(医学専門教育前の教育)、臨床実習開始前の教育、および臨床実習の到達目標に分かれている。この中で医学教育改革に強く働いたのは、臨床実習開始前のコアカリである。その理由は共用試験である。平成一七年度から正式に実施された共用試験はコアカリに基づいて出題された。よって、共用試験に参加する大学では、コアカリに沿った教育を行わなくては学生が共用試験で適切な結果を得られない。このため各大学がコアカリに基づいて教えることとなった。臨床実習は医学生にとって貴重な学習の場であるが、一方で医療に慣れない学生が関わることで、患者さんの不安や苦痛を伴う可能性がある。実診療の中で勉強するための準備ができていることを、共用試験では知識をコンピューターを用いた試験(CBT:Computer-Based Testing)、技能を実技試験(OSCE: Objective Structured Clinical Examination, 通称オスキー)で評価している。これらの試験は、国家試験ではないので各大学が独自に行うが、出題基準、問題作成、評価方法は共通化されており、各大学で実施しながら同じ基準の評価が行われている。正式に導入され四年が経過したが、医学生が臨床実習に入る前に基本的知識を整理し、必要な臨床技能を学ぶ結果を生んでいる。

コアカリと共用試験は、六年間という長い学部教育期間の中で、国内共通の尺度で行う中間評価になった。その結果、各大学の医学教育が標準化された。歯学教育でも同様の効果をもたらし、薬学教育にもコアカリと共用試験制度が導入された。他分野の高等教育でも教育の質保証のためにコアカリが論じられるようになってきた。大学が何を教え、どのような人材を育成するかは明日の国家の有り様を決定する重要な因子である。その中で医療系の教育は社会の安寧に密着した領域であり社会的責任と期待も高いことから、先行してコアカリ、共用試験などの質保証に取り組んできたことは評価してよい。

2 次の課題、「実践する力」

医師国家試験出題基準は、医学的知識として習得すべき項目を挙げたものである。医学教育モデル・コア・カリキュラムも医学的知識とその活用を項目として挙げたものである。一方で冒頭に述べたように、医療者に社会が求めている能力に「コミュニケーション」する力がある。

単に会話するのではなく、患者の訴え、気持ち、理解を感じながら、適切な質問、回答、説明をして、そして気遣う力である。コアカリでは「コミュニケーション」という言葉に集約されているが、実際には深い広い意味があり、これまでの医学教育では教育されていなかった部分である。コミュニケーション力だけでなく、専門家としての態度・技能をも備えた医療者を教育することが社会の希望で、これらを総じて、コンピタンシー(competency)と呼ぶ。日本語に訳しにくいので、カタカナで表記されるが、専門的な知識・技能・態度を適切に用いた「専門的実践能力」を指す。知識をもつだけではコンピタンシーを持つとは見なされず、実際に医療を行い、未知の問題にも知識・技能を総動員して適切な態度で解決法を見つけてゆくことのできる実力がコンピタンシーである。

例えば、患者から様々な話を聞いて、診断のための情報として整理・分析することもコンピタンシーである。話を聞くのは、インタビュー技術だけがあればできるのではなく、患者が話しやすい場を作る態度や環境設定、的確な質問をする医学知識、情報を吟味し診断の根拠となる情報を選別する能力などの複合能力を必要とする。初学者の医学生であれば、マニュアルに従って定型的な質問を一定の順序で行うのが精一杯で、コンピタンシーが高いとは言えない。経験のある医師は、患者の話に応じて質問を変えたり、不要な問いは省略したり、患者の不快な思いを最小限にしながらも立ち入った質問をしたりして、早く確実に必要な情報を得ることができる。

現在行われている新医師研修制度は、医師資格をもたない医学生が十分なコンピタンシーの達成のための教育が行えないために、卒後二年間の研修の間に学部で学んだことに肉付けして、研修終了時には基本はなんとか一人でこなせるようになることが目標である。そのためには医学部を卒業したとき、新米医師といえども基本動作、所作、態度、技能を身につけ、学んだ知識を活用して医療の一端を担えなくてはならない。世界的には、医学教育の目標をコンピタンシーに基づいて考える方向が主体となり、卒業時に達成する実践力を「アウトカム」と定めて教育を構築するようになってきた。

実践力を学ぶためには実践の中で学ぶ必要がある。医学部教育でしばしば引用されるのが、一九一〇年に米国のカーネギー財団の支援でアブラハム・フレックスナーが出版した「米国とカナダにおける医学教育」と題する報告書(通称フレックスナーレポート)である。この中でフレックスナーは、医学教育で「実践の中で学ぶ」必要性を強調しており、その後米国の医科大学が講義中心の教育から臨床教育(病院での実践の中での学習)を重要視するきっかけとなった。米国では臨床で実践的能力を高める教育が改良され、シャドーイングという先輩医師の後に学生・研修医が影(シャドー)のようについて実践を学ぶ教育、クラークシップという学生が実務者(クラーク)として医療チームの一人として加わり、診療行為や問題解決過程(診断・治療の判断）に実質的に参加する教育に発展した。日本と同じく高卒者が医学部に入るイギリスでは臨床教育が重要視され、アーリー・クリニカル・エクスポージャー（早期臨床体験）として、入学第一日目から病院で現場を見ながら動機と目的意識を高め、教室での学習でも実践を意識して学ぶようになっている。早期臨床体験は米国・日本を含めて多くの国で採用されている。

実践的な知識・技能・態度を学ぶには、実際の現場で自分でやってみて学ぶ部分が多く、授業だけで学べる構成的知には限りがある。料理人は栄養学の講義と調理実習だけで良い料理人になれず、自動車の運転は授業だけではできるようにならない。二〇世紀の日本の学部の臨床教育は、見学型と言われる教育であった。ショッピングモールでのウィンドーショッピングのように、いろいろな診療科を回り、その科で行われていることを見学したり、講義を聴いたりする臨床実習である。ウィンドー越しなので実際に手に触れず、見学することで知識を学ぶことが主体であった。しかし、二一世紀になりクラークシップ、早期臨床体験を導入する医学校が増え、またシャドーイングあるいは自己開発を促進するコーチングなどの教育手法が取り入れられ実践力を養うようになってきた。

臨床現場で「実践を通じて学ぶ」機会が大幅に取り入れられることは、患者さんが教育者となるということである。医学生は、臨床実習で患者さんと接し、診療に参加することで実践を学ぶ。ここでは、医学生の教育に患者さんの協力がどうしても必要である。残念ながら日本では、過去の臨床実習のイメージが強く、医学生が診療に参加することを拒まれてしまう場合がある。実践の中でしか学べない学習の場を与えてもらえなくては、医学生は実践力を含めた医師としての資質を修得できない。一般には学生が診察をすることについての「怖さ」があると考えられる。しかし以前と異なり、医学生は臨床実習を行うための知識・技能の評価を受けている。さらに臨床実習には必ず指導医と呼ぶベテラン医師がついて、より丁寧に診察が行われるので通常の診療に質が劣ることはない。実践力教育の充実は、患者さんの理解と協力なしには達成されない。国外では次世代の医師を育てるために患者が協力する風土のある国があり、留学した学生から「協力してくれた患者さんから「ガンバッテね」と言われて感動した」という感想をしばしば聞く。もちろん、日本でも協力してくださる方は多く学生も患者に励まされた経験を多くもつが、良い医師を育成するにはもっと理解と受容が必要である。

3　医療者の協働教育

医療は医師と看護師だけで成り立っているのではない。簡単な風邪で診療所にかかっても、受付・看護師・医師そして院外で受け取る薬のための薬剤師が係わるが、これが慢性疾患、悪性疾患、先天性疾患などでは係わる専門職種は多岐にわたり、時に患者さんの知らないところでも活動している。これらの専門職が協働することで医療の質・安全性の向上が期待され世界的にも職種間教育の必要性が言われている。これまでは、協働は卒後に体得することであった。言葉でしか接しない医学生はチーム医療を医師がチームとなって医療を行うという誤解をしている場合がある。なぜなら、医療の中で他のチームが見えにくいからである。チーム医療は、スポーツのように何人かの固定メンバーが行うのではなく、患者さんごとにあるいは状況ごとにチームの構成メンバー、役割は変わっていく。すなわち医療者に求められるのは、患者さんにあわせて適切なチームを構成し、最適な判断を行い、必要な行動を協働して行うことである。いま、医学部・歯学部・看護学部・薬学部などでチーム医療教育のために学部間横断教育が行われ始めている。異なる教育背景をもつ専門職が、現場で協働することは現実にはたやすいことではない。学生時代から、その難しさを知り、考えを共有し、パートナーシップ、リーダーシップを学ぶ教育の工夫が一部の大学で始まっている。

協働を学ぶことは、一方でそれぞれの専門職が自己の使命感をもってチームに参加することでもある。専門職としての使命感・態度・倫理・行動規範、そして患者・医療チームを含む非専門家に専門的知識・技能をわかりやすく説明できる力などを総称して、プロフェッショナリズムと呼ぶ。プロフェッショナリズムとは専門職としての能力を高くもつことだけではなく、その能力を相手・対象に合わせて実行できることである。そのためには、使命感をもち、つねに自己の専門的能力向上を目指す意識を涵養することが必要である。プロフェッショナリズムはその名前が示すように輸入された概念であり、どのような教育が必要か有効かは、まだ手探りの状態である。プロフェッショナリズムはそれぞれの専門職が職能に特化して他を排除するのではなく、協働の中で専門能力を発揮できる実践力であり、その教育を日本だけでなく世界が模索している。

4　医学教育の国際的質保証、さらなる命題

読者が国外で突然病院に行くことになったら何を考えるであろうか。意思の疎通が真っ先に心配になるに違いない。その次には、この病院はちゃんとした医療をしているか、自分を診る医師は能力があるのか、などを思うのではないか。国内でも、もちろん同じ不安はあるにしろ、病院には規格があり、医師・看護師も資格とその前提となる教育を受けている。そのことが安心材料になっているのではないか。世界では患者国際移動についてはメディカルツーリズム（医療観光）という言葉が使われ、外国からの患者を増やすことを国策としている国もある。日本でも海外から医療サービスを受けにくる外国人を受け入れるのを今後増やすことが議論されている。しかし患者が行った先の医療の質、その質を支える医学教育の質がどうなっているか

は見えにくい。

　医師の国際間移動は日本ではまだ顕在化していないが、ヨーロッパ、アメリカ、途上国では当たり前になっている。そして社会問題にもなっている。例えば、EU内は医師の移動が比較的自由に行われる。医療者は働く環境、報酬を含めそれぞれの価値観に従い移動する。このような国々では、流入する医師がどのような教育を受けたかが自国の医療の質に関連する。ほぼ自己完結的に医療者を育成している日本でも、医療者の質のもとになる教育が国際的に認められなければ、日本で教育を受けても国外で医科大学卒業を認定してもらえない、あるいは日本で日本人医師が国外の患者を診る認証が得られないなどの危惧がある。世界の動向に日本が無縁ではいられない。

　近年国際的に検討されてきているのが、教育ならびに医師の質保証のための国際的基準である。教育を国家間で比較することは、共通の基準がないと難しい。医科大学、医師研修施設の国際的標準を世界医学教育連盟が二〇〇三年にグローバルスタンダードという名前で公開した。すでに一部の国あるいは医育機関で利用されている。看護学教育のグローバルスタンダードはWHOが中心となり、看護師・助産師の基準が策定されている。薬学教育の機関評価のグローバルスタンダードも作成過程にある。このように医療系の教育では国際基準が次々と作られている。

国際基準というといかめしく、国内完結の医学教育をしている日本では敷居が高く感じられるが、日本は自信をもってよい。なんといっても世界で有数の長寿国であり、世界がうらやむ保険医療制度を実施している医療先進国である。その基となる医療者、そしてその教育の質が劣るはずがない。グローバルスタンダードを導入し国際的な評価を受ければ、日本の医療・医療者が国際的に評価・認知される。国際化が進む医療のなかで、自国の教育がしっかりと行われ、その結果が世界に認知されるようにしていかなければならない。

5 今後

医療は、研究であっても臨床であっても、それを学び実践する者に喜びがあり、社会的意義が高く、やりがいのある領域である。複雑化し高度化が進む現代医療では、喜び、希望、夢などよりも現実的な対応の教育が前面に出て、ややもするとイメージを損ねている。教育は本来、智がもたらす喜びを知り、学ぶ者の希望をかなえる基礎を与えるものである。自分の将来を医療の中に置くことを志す者に、医療の真のポテンシャルを示すことも今後の教育に必要である。拡がり続ける医療の裾野を包含し、国際的にも質保証された教育の中で、医療の将来を担える人材を育成することを目指さなくてはならない。

第3章　医療の質を極める

上原鳴夫

科学技術の目覚ましい発展に支えられて二〇世紀後半に医療は画期的な進歩を遂げた。コンピュータ技術を駆使した画像診断、内視鏡下手術、遺伝子治療、臓器移植、再生医療など、さまざまな分野で、半世紀前には想像もできなかったことが現実のものとなった。これまでわからなかった病気の原因や発症のメカニズムが解き明かされ、隠れていた病気の発見が可能になり、医療の手が及ばなかった領域にも踏み込めるようになった。医療技術革新が医療の質の輝かしい未来を約束しているように思われた。しかし、医療の質はいま大きな転機を迎えている。

1　医療の質の危機

ハーバード大学のブレナン医師らは、ニューヨーク州の五一の病院で三万人の入院患者の診療記録を調査し、三・七％が医療行為に起因する何らかの傷害を経験し、うち一三・六％が亡くなり、半数以上は予防できた可能性があると報告した（ハーバード診療実態調査、一九九一年）。ボストン・グローブ紙の医療担当記者ベッツイ・リーマンは、ダナ・ファーバー事件（一九九四年、世界的に有名なボストンのがん専門病院で医療ミスによる抗がん剤の過量投与で亡くなった事件）における、医療過誤の存在を大きくクローズアップした。英国では、ブリストル王立小児病院で心臓手術の死亡率が二七％（他の病院は一〇％台）と際立って高く、患者さんや麻酔医がたびたび指摘していたにもかかわらず、改善措置が行われないまま放置されたことが社会問題となり（ブリストル事件）、英国医療評議会が三年と九億円をかけて調査を行った（一九九九―二〇〇一年）。日本では一九九九年一月に横浜市大病院で肺手術の患者さんと心臓手術の患者さんを取り違えて、それぞれに間違った手術をするという事件が起き、これを端緒として、医療ミスによる死亡事件があいついで報道されるようになった。

横浜市大病院の患者取り違え事件の一一カ月後、アメリカの科学アカデミー医学研究所（IOM）が「人は誰でも間違える―より安全な医療システムを目指して」と題するレポートを公表した。前述のハーバード大学の調査を基に、アメリカの病院で毎年四万四〇〇〇～九万八〇〇〇人が、防げた可能性がある有害事象（過失の有無にかかわらず、医療行為が関与して生じた意図しない傷害）が関係して死亡していると推計した。これは乳がんやエイズ、交通事故による死亡よりも多く、医療を信頼する人々に大きな衝撃を与えた。これが契機となって米国における医療事故への関わり方は、訴訟対策としての「リスクマネジメント」(病院のリスクを最小化する)から、患者さんを事故から守る予防的安全管理としての「患者安全」(Patient Safety)へ、そして「質の改善」と「システム変革」へと変化した。

医療事故の蔓延は米国に限ったことではない。英国厚生省の報告では入院患者の約一〇%(年間八五万人に相当)、日本の調査で六・八%など、各国の調査で入院患者の三〜一六%に有害事象が生じていることが報告されており、医療ミスや医療事故は技術革新が急速に進んだ現代医療が等しく直面する普遍的な問題であると認識されるようになった(表3-1)。事態を重く受け止めたWHO(世界保健機関)は、二〇〇二年に「医療の質—患者安全」(Quality of care:

表 3-1　有害事象の発生頻度

調査を実施した国	対象病院/対象年度	発生率(%)
米国 ニューヨーク州	急性期病院(1984 年)	3.8
米国 ユタ州, コロラド州	急性期病院(1992 年)	3.2
オーストラリア	急性期病院(1992 年)	16.6
英国	急性期病院(1999-00 年)	11.7
デンマーク	急性期病院(1998 年)	9.0
ニュージーランド	急性期病院(1998 年)	12.9
カナダ	急性期・地域病院(2001 年)	7.5
日本	急性・亜急性期病院(2002-03 年)	6.8

出典：WHO/World Alliance for Patient Safety "Forward Programme 2005"
厚生労働科学研究費補助金医療技術評価総合研究事業「医療事故の全国的発生頻度に関する研究(主任研究者　堺秀人)」平成 15 年度〜17 年度総合研究報告書, 2006 年

patient safety)を発表、総会決議を経て二〇〇四年から「患者安全のための世界共同行動」をスタートさせた。英国はブリストル事件を徹底調査することによって、医療の置かれている実態を明らかにし、四三%に上る医療予算増を含む政策転換と医療の質の向上をめざす改革に着手した。また米国では国立患者安全研究センターや各種基金の創設、専門家教育の見直し、三〇〇〇以上の病院が自主的に参加した「一〇万人の命を救え」キャンペーンの実施など、各界各層で安全への取組みが推進されるようになった。日本でもインシデント報告の制度化や医療安全管理者の配置、八〇を超える医療団体と学会による医療安全全国共同行動「いのちをまもるパートナーズ」の実施など、患者の安全を守る施策や運動が各地で進められるようになった。

2　医療の質とシステム

死亡事故が発生するリスクについて医療と他産業とを比較した論文は、医療は原発、飛行機、列車よりも、内容によっては自動車の運転よりも危険であると報告している。医療が向きあうリスクは、苦痛に直面し、あるいは命を失うかもしれない状態からのチャレンジである点で他と異なるが、これらの事故の約半分は、他の事故と同じく、安全対策を強めることで減らせる可能性があると考えられている。

多発する有害事象や医療事故は、急速に進んだ医療技術革新に旧来の医療システムが対応できていないことの結果である。過去四〇年ほどの間に急速に進行した医療技術革新は、医療への期待を高めたが、同時に効果が不確実で危険な治療・処置が飛躍的に増大した。医療の主体が医師からシステムへと大きく変化したにもかかわらず、医療技術革新に対応するシステムと体制がつくられてこなかった。新しい技術はこれを安全かつ効果的に使いこなすための知識と技能の習得、関連要員の育成や増員など、それぞれに応じた新しい態勢とシステムを必要とする。しかし、これらが技術革新の速度に追いつかず、医療のプロセスが複雑化し、エラーが起きやすい環境がつくられていった。

医療事故の多発が社会問題となり、医療界から助言を求められた航空業界や安全工学など他分野の安全管理専門家は、安全に関するこれまでの研究の知見や常識が医療の分野ではまったく生かされておらず、安全の確保をほとんど現場スタッフの努力と注意力に依存している実情を知って驚いた。ヒューマンファクターズ研究の第一人者でスイスチーズ・モデルで有名なジェームズ・リーズン教授は、「エラーは原因ではなく結果である」と強調し、エラーが起きるのはエラーを起きやすくしているシステムがあるからであり、システムを変えない限りエラーは繰り返されると指摘している。

システムは、標準手順や標準手技、医療機器、医薬品などの個別的なものから、スタッフの配置、勤務体制、管理情報、教育プログラムなどの基盤的なものまでさまざまな要素で支えられている。また、部署や施設ごとのシステムだけでなく、地域の医療システムや国レベルの諸制度も医療の質と安全に深くかかわっている。薬剤の名前や容器が似通っているために危険な薬を間違えて投与して患者さんが亡くなる、という事故は各地で頻発していたが、これらは注意喚起よりも使用環境を考慮した安全基準で製品を規制する方が確実である。

米国医療の質委員会は、医療の質には(1)医療事故による傷害がないこと、(2)現在の医学知識を反映した最善の医療を提供すること、(3)患者個々人の価値観と期待に適合する医療を提供すること、の三つの領域があるとし、そのうえで、現行の医療システムは医学知識と技術の急速な進歩に見合う質の高い医療を提供する能力を失っていること、時代遅れになった医療システムにいくらかの補強や手直しを加えることだけでは質を実現できないと指摘し、新しい医療システムの設計と構築が不可欠であると勧告した。(そのうえで二一世紀の医療システムが達成すべき六つの改善目標―安全性、有効性、患者中心志向、適時性、効率性、公正性―や患者ニーズに応える一〇の原則をはじめとする一三の提言を行った。)

3　質の考え方の転換

かつて、医療が有効な技術を持たなかった時代には、医療とは医師が行うケア(medical care)を意味し、医療の質は医師の能力に依存すると考えられていた。しかし医療が大きく様変わりした今日、重要なことは、医療を提供し医療の質を作っているのはひとり医師だけではなく、さまざまな職種とプロセスによって構成されるシステムであるとの認識に立つこと、そして、多くの可能性とリスクを併せ持つ現在の医療提供システムを患者本位の視点に立って再設計することである。また、患者さんと医療者が安心して医療に専念できる環境・態勢づくりに、社会がともに役割と責任を果たすことである。

技術本位の質から患者本位の質へ　技術革新が医療の質を主導した二〇世紀後半は技術が目的を決めていたが、二一世紀はニーズが目的を決め目的が技術を選ぶ時代になる。患者本位とは、患者個々人のニーズと期待に応える医療を設計し実現することである。医師は医学的な観点からニーズとこれに応えられる医療(とそのリスク)を助言できるが、医療への期待やリスクの選択は患者さんのものであり、治療の目的を決めるのは医療者と患者さんの共同作業である。

エクセレンスの追求と確実さの追求　多くの人が「エクセレンス」(卓越していること)をもって「質が高い」と考えている。たとえば、他では真似ができないような難しい手術ができる、などである。これに対して、「確実さ」とは、当たり外れやばらつきが少ないことを意味する(図3-1)。あの病院では、誰が主治医になっても、現在の医療にふつうに期待できることは確

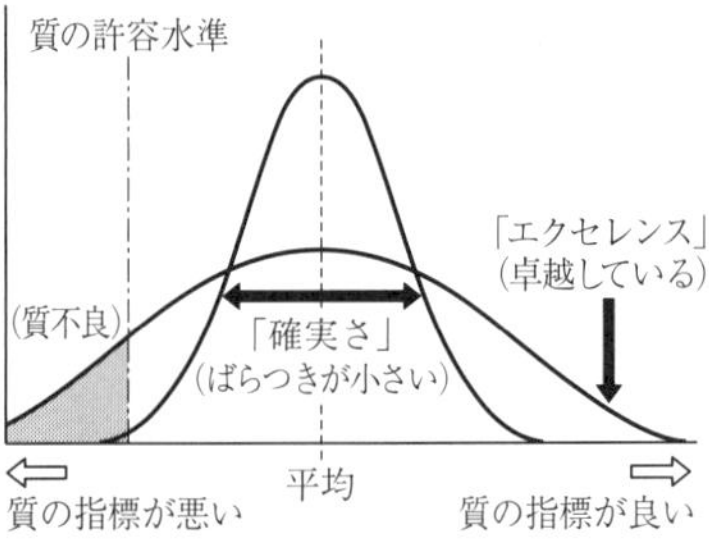

図 3-1　「エクセレンス」という質と「確実さ」という質

実に実現してくれる――。エクセレンスの追求と確実さの追求は、質を極めるために必要な車の両輪だが、二〇世紀の研究開発の多くは不可能を可能にすることに熱心な一方、可能なことを確実に実現することにはあまり関心がなかった。

質とコスト　質の確保と公共性・公平性の維持と財務経営の安定は、トリレンマ（三すくみ）の状態にあると考えられている。「質は高くつく」と思われるのは、良い質＝先端技術＝最新機器や設備というイメージが定着しているからである。しかし実際は、「悪い質」の方がコストが高くついていることがわかってきた。ＩＯＭは、質不良の対価として毎年二九〇億ドル（約二・五兆円）も余分に医療費が費やされていると推計し、英国では四八億ポンド（約六二〇〇億円）以上の支出が発生しているとしている。オーストラリアの調査によると有害事象があった患者はそうでない患者と比べて平均約三倍の費用がかかっていた。

トリレンマを克服する方法の第一は、「質」の正しい理解と「確実さ」の追求である。第二は、適正技術の開発である。適正技術とは、医学的に有効で、倫理上の問題がなく、経済的に維持が可能で誰でも利用できる技術のことで、これこそが医学の進歩と研究開発に期待されている。第三は、個々の医療機関だけで完結しようとするのではなく、目的意識的に機能を分担し効果的に連携した地域医療システムによって質の実現を目指すことである。

質の効率　図3-2は、国民一人当たりの医療費と医療の質の関係を概念的に示したものである。理想的な医療システムのもと（効能 Efficacy）では投入費用に応じた質の向上が期待できるはずだが、現実には投入する医療費（効果 Effectiveness）が一定レベル以上になると実際の効果は横ばいになり、単に費用を投入しても（技術の過剰使用や誤使用などによって）質のレベルはむしろ低下すると考えられている（P. Brook, A. Donabedian）。理想的な医療システムのパフォーマンスと現実の医療システムのそれとの間には常にギャップが存在する。このギャップは「質の効率」を反映しており、いまある技術と資源のもとでもシステムを改善することで質を向上させる余地があることを示唆している。

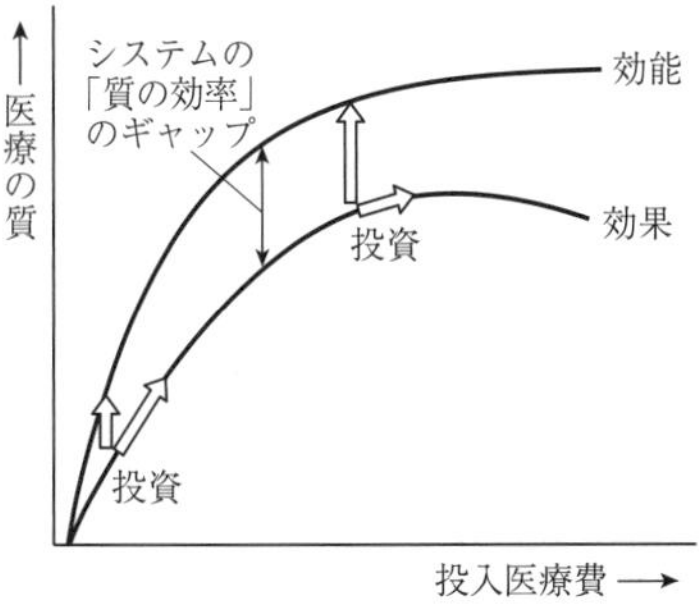

図 3-2　医療の質と医療費

4　質を極めるために

著しい進歩を遂げた二〇世紀の医療から、私たちは貴重な教訓と課題を受け継いだ。先に触れた医療に求められる三つの領域で医の未来が質を極めるためには、何が変わらなければならないだろうか。

「無謬性神話」からの解放　医療は失敗をしないというこれまで築いてきた神話は、医師や医療者にとって大きな重荷となり、開かれた医療への足かせにもなっている。医療がもつ危険とリスクを患者さんと共有するために、医療の不確実性とリスクに関する研究を進め、データを集積し、これらを患者さんと共有するためのコミュニケーションの方法や情報媒体を開発する。また、医療者と患者さんがパートナーとしてリスクに向き合えるよう、予期せぬ医療事故に対しては過失の有無にかかわらず(フランス)、あるいは処罰と切り離して(スウェーデン)補償を行う基金制度や、危険だがやむをえず選択する治療のリスクに対する傷害保険制度の創設など、患者さんや家族を援ける仕組みをつくることも必要である。

「非難のサイクル」から「改善のサイクル」へ　失敗から学ぶことが、失敗をなくし質を向上させるための基本である。「非難する文化」は、失敗を隠し、大きな事故を準備する結果になる。スウェーデンは医療事故について分析と適切な改善措置が行われれば処罰の対象にしないことで、「非難のサイクル」から「改善のサイクル」への転換を図り、米国ほかでは事故報告書の免責を法律で定め、改善文化への流れを促している。

プロフェッションのリーダーシップ　「プロフェッション」、とりわけ「メディカル・プロフェッション」（高度専門職としての医師集団）の一義的な役割は、社会に対して医療の質と医療専門家の質を保証することである。最新の医学的知見に基づいて誰もが最適の医療を提供できるように適正指針の標準化を促し、技術的なサポートをし、また、専門家の質を管理することでプロフェッション全体への信頼を確保しなければならない。日本には、ドイツのカンマーや英国の医療評議会（GMC）のような社会的、法的に認知されたプロフェッションの自治機構や質管理機構がなく、今後の形成が望まれる。

臨床医療に科学的根拠を　臨床医療にレジティマシーを確立するために、臨床研究や技術評価研究を促進し、臨床医療に科学的な根拠を与える必要がある。技術の発展によって選択肢は増えたが、新しい技術には安全性や有効性の評価がまだ確立していない「途上技術」（Halfway Technologies）が少なくない。正しい選択を可能にするには、試行的な医療と技術評価の定まった標準的医療を区別するとともに、臨床研究を適正に行える環境整備が必要である。臨床疫学や医療技術評価（HTA）などヘルスサービス・リサーチの促進が望まれる。「根拠に基づく医療」（EBM）は医学情報があふれる中で根拠が確かな治療法を診療医が選べるようにしようという学術的な運動で、「コクラン共同計画」は信頼できる研究論文をデータベース化して提供している。

適正技術・安全技術の開発と学際研究の促進　基礎研究の成果を臨床応用へ橋渡しする研究を

トランスレーショナル・リサーチと呼ぶが、シーズとなる生命科学の著しい発展に押されてニーズの側は受け身的である。適正技術の開発のために医療現場からニーズを発信する必要がある。技術が関わる事故は、ヒューマンファクターズに配慮した機器や用具の開発、トレーニング用シミュレーターの開発など、安全技術の開発によって解決できるものがある。これらの技術開発は日本がリーダーシップを発揮できる分野で、産業振興にも役立つことから、政策的なリーダーシップが期待される。また、品質管理、安全工学、コミュニケーションなど、システム設計や医療の運用に関わる方法論は工学や心理学など医学の外に蓄積されており、患者の視点も備えたこれらの研究者が医療研究に参画する道を拓くことが重要である。

知識・技術の急速な増大に対応するナレッジマネジメントと情報支援システムの構築　医学の進歩および医療技術とこれに伴うリスク要因の拡大により、医療者に求められる知識と情報の量が格段に増えた。薬物治療だけを考えても、個人の医師や看護師に、すべての薬とその注意事項、日々年々更新される情報を把握し理解することを期待するのは無理がある。最善の医療を安全に行うために必要な知識・情報を、発掘し、集積し、必要なときに的確に提供できるような知識管理と情報支援の仕組みが不可欠である。そのような仕組みは、医療者の誰もが活用できるよう、生涯教育の制度化も含めて、医療界全体でつくりあげる必要がある。また、トレーニング途上で行われる診療の安全確保には、経験の委譲だけでなく、組織知の形成と構造化・

体系化が必要である。

職務分掌と労働環境の適正化　過去三〇～四〇年の間に医療現場の業務量は大きく膨らみ、新たに求められる機能も増加した。ＯＥＣＤの報告では、診療に従事する人口当たりの医師数は日本は二九カ国中二六番目と低く、ＭＲＩなどの機器と病床数が群を抜いて多いのと対照的である。重要なのは、数を増やすだけでなく、必要とされる業務機能をそれぞれ担うのにふさわしい職種と職務に適切に配置することである。米国は、医師助手、診療看護師、呼吸療法士、質改善コーディネーター、患者代理人など、医療の変化に応じて新しい職種や職務をつくってきたが、日本は、これらを既存の職種と人員でまかなってきた。医師が医師の仕事を、看護師が看護師の仕事をできるようにするためにも、業務内容と職務分掌の抜本的な見直しが必要である。

医療システムの質管理とガバナンスの確立　医療の質は、優れた設計とこれを実現する医療システムの適切な運用にかかっている。「安かろう、悪かろう」といわれていた「メイド・イン・ジャパン」を品質の代名詞にまで高めた「日本的品質管理」は、現場重視、全員参加によって組織能力を育成し、プロセスやシステムを継続的に改善することで不良品を減らし確実さを高めることに成功した。産業界で品質管理が浸透した背景には、消費者意識の高まりとともに、産官学が緊密に連携し、企業が知恵を出し合って成果を共有するなど、品質管理のノウハウを公共財とする認識があった。医療の質と安全の確保はすぐれて公共的な課題であり、産官学が互いに協力し公共財として育て広めるべきものである。

専門分化が進み、継続的な学習機会が必要とされ、財政的にも人的にも資源が限られる中で、地域住民に対する医療の質と安全を一つの施設で全うすることは困難である。地域住民の医療ニーズに基づく優先目標とこれを実現するのに必要な諸機能を明確にし、機能の分担と配置、相互支援と補完を可能にする地域医療システムと、ガバナンス能力を備えた質管理体制を構築する必要がある。

質の透明化と臨床指標の活用　継続的に現状を把握することで期待した効果が得られているかを確認し、システムの異常を早期に発見して改善につなげる仕組みをつくる。指標評価は病院ごとに必要だが、他の病院と比較することで改善機会が見つけやすくなるので、標準化された質指標の確立と共有が望まれる。疾患や治療法ごとの指標は関連する学会や団体間の連携が必要である。指標データの公開は患者の医療選択を援ける。ブリストル事件を経験した英国では全病院の指標データを公表している。

検査や治療の選択肢が増え、それぞれが何らかのリスクを伴う中で「患者個々人の価値観と期待に適合する医療」を実現するために、医療者と患者さんの共同作業がますます重要になっている。

「質」とは、あるものごと(手術や検査など)がその目的(あるいは求められること)を実現できる可能性の程度のことである。質は目的に規定される。しかし、他のサービスと違って患者さんは医師の説明なしには自分の身体が必要としている医学的なニーズを理解できない。一方で患者さんが医療に求めることは医師にはわからないので、目的を決めるのは医師と患者さんの共同作業である。また、術後肺炎を予防するための呼吸練習、正しい服薬方法、副作用の徴候の気づきなど、目的の実現や安全確保のために患者さんだからできることがたくさんある。患者さんの医療参加を可能にするためには、患者教育プログラム、患者図書室の開設など患者さんが利用できる情報の充実が必要だが、個々の病院でこれらの情報やスタッフをそろえることは難しい場合があり、むしろ、病院と協力しながら、市民グループや自治体など地域社会が主導する方が効果的な場合がある。日本でもそのような市民活動が増えつつある。

これまでは「あるべき医療」をつくるのは医師や医療者の責務と考えられていた。しかし、現実は、医療者は与えられた土俵の上で最善を尽くすしかなく、土俵をつくっているのは国民と政治である。二一世紀の医療は、患者さんと市民、地域社会がそれぞれの立場から、みんなでつくり、みんなで育てることが重要である。海外では市民や患者さんの医療への参加が定着しつつあり、患者の自律や参加を援ける地域社会の活動が広がっている。市民は賢明な医療利用者として、またあるときは病院のボランティアとして、患者さんのサポートや病院サービスの改善に協力する。ある人は病院の質改善委員会の外部委員として、ある人は病院倫理委員会委員として、患者さんの視点を取り入れることに協力する。自分たちも患者であり、いつか患者になる地域の人々が患者さんを援け病院を支えることが、患者本位の医療を実現するうえで欠かせない力になる。患者さんや市民の医療参加を促進するためにも、賢明な医療利用者やサポーターになるための基礎知識が高校や大学の授業、コミュニティ・スクールなどで教えられるようになることを願っている。

6　おわりに

医療はいま、半世紀前には想像もつかなかった地平にある。医学の発展はこれからも、人々が直面する苦痛や病気に対して「できること」を追求し、医療の可能性を広げる努力を惜しまないだろう。一方で、二〇世紀の医療の教訓は、「Beneficence」(患者の利益のために尽くす)と「Do no harm」(害を与えない)の両立という、ヒポクラテスが説いた医の基本に立ち帰ることを求めており、医療の質のあり方があらためて問われている。

医療に求められる「質」を定義するのは、医療を必要とする人々—患者さんとその家族、そして、いつか病気と向き合うことになるかもしれないすべての人々である。

新しい酒には新しい革袋を用意しなければならない。医療が質を極めるために、新しい革袋—二一世紀の医療システムをつくるのは、あなたを含むみんなの仕事である。

参考文献

米国医療の質委員会・医学研究所編著、医学ジャーナリスト協会訳『人は誰でも間違える』日本評論社、二〇〇〇
米国医療の質委員会・医学研究所編著、医学ジャーナリスト協会訳『医療の質』日本評論社、二〇〇二
第一二七回日本医学会シンポジウム記録集「医学・医療安全の科学」日本医学会、二〇〇四
OECD編著、岡本悦司訳『医療の質国際指標——OECD医療の質指標プロジェクト報告書』明石書店、二〇〇六

第4章　医の倫理の未来を育む

赤林　朗

「医の倫理の未来」を語る。そのとき私は、医療倫理学を専門とする者として、とても楽しい気持ちになれる。それは、現在の医療やライフサイエンスがどれだけ多くの深刻な倫理的な問題を抱えているかということの、裏返しでもある。これらの倫理的問題が解決されたユートピアは将来くるのだろうか。未来を語るには、現在の状況の正確な把握も必要である。本章では、二〇一〇年という時代認識のもとに、過去約三〇年にわたる日本における医の倫理の歴史を振り返り、その未来を展望してみたい。

1　日本の医の倫理　一九八〇年代から二〇一〇年

まずは、現代日本の医の倫理、医療倫理が一九八〇年以降どのような問題群を扱ってきたのかを概観する。この時期から話を始めるのは、日本において現代的な医療倫理学が発展してきたのが一九八〇年代初頭であることと、私自身が医学生だった一九七〇年代から、実際に自分で見聞きし議論してきた内容であるので、より現実味をもって読者に伝えられると思うからである。以下では、一九八〇年代初頭から二〇一〇年までを、Ⅰ導入期(一九八〇―一九九九年)、Ⅱ発展期(二〇〇〇―二〇一〇年)と区分し、各々を概説していく。なお、本章では、医の倫理と医療倫理の間には特に区別を設けていない。

Ⅰ　導入期(一九八〇―一九九九年)

米国でバイオエシックス(bioethics)が誕生したのが一九六〇年代と言われる。一九八〇年初頭の日本では、英米圏の文献紹介や著書の翻訳が主に大学等で行われていた。私自身、医学生時代に、安楽死・尊厳死、がんの告知、堕胎、遺伝子操作等の問題に関心があり、いろいろと勉強していたが、日本でこのような問題群を扱う学問領域はまだ存在しなかった。日米学生会議という日本と米国学生の相互交流の場で、米国の学生から、「君が関心をもっているのはバイオエシックスという領域だ」と言われ、初めてその言葉を知った。四原則で有名になった、ビーチャムとチルドレスの『生命医学倫理』の初版が公刊されたのが一九七九年で、米国においても本領域が学問として成立した頃であった。

(1) 脳死・臓器移植問題

日本において、医の倫理に大きな影響を与えたのは、脳死・臓器移植の問題であったといえよう。一九八〇年代より、全国の医学界、宗教団体、政治団体、メディア、市民等を巻き込んで、脳死は人の死であるのか、脳死体からの臓器移植は許容できるかという議論が、長年にわたって繰り広げられた。脳死臨調が設置され、一九九七年に臓器の移植に関する法律（臓器移植法）が成立したことにより、脳死体からの臓器移植が、一五歳以上の本人の書面による提供意思の表明と、残された家族による承諾という厳しい条件のもとで許容されるに至り、政治的には一応の決着を見た。この問題は、日本が初めて現代的な医療倫理の問題に直面した事例であり、議論にはずいぶんと時間がかかった。しかし、これに対しては、死の定義や日本人の死生観などが深く議論されたという肯定的な見方もあり、その後の日本における医療倫理の議論のあり方のよい先例になったと考えられる。（その後、二〇〇九年に臓器移植法は改正された。）

（2）インフォームド・コンセント

その頃、臨床現場では、インフォームド・コンセントの考えが浸透してきた。臨床におけるインフォームド・コンセントとは、「医療従事者は、同意能力のある患者に十分な説明をし、理解をしてもらい、患者は自発的に同意する」という、今ではごくあたり前の一連の医療場面での行為であるが、その定着にも時間がかかった。英語の informed consent をどう訳すのかも盛んに議論され、今ではカタカナ語の「インフォームド・コンセント」が定着している。議論の過程では、自己決定や、知る権利を理論的根拠として患者の自律性を擁護する論者が一時優位に立ったが、あまりに個人の自律尊重を優先する議論は日本の文脈に適さないとの反論もあった。しかしながら、政府や医師会が見解をまとめたり、保険診療に入院時治療計画加算として病状説明が制度化されたりするなどして、現在では、一定のインフォームド・コンセントの営みが行われるに至った。この一連の流れは、旧来の医師のパターナリスティック（父権主義的）な態度の変容を余儀なくさせ、個人情報保護法によるカルテ開示にもつながったと考えられる。

（3）終末期医療と安楽死問題

第I期のもう一つの大きな出来事は、一九九一年の東海大安楽死事件である。この事件で末期患者に塩化カリウム（KCl）を投与した医師は、一九九五年に横浜地裁で執行猶予付きの有罪判決を受けた。この事件の裁判は、医療従事者が安楽死に関わった初めての事例として、大きな社会的波紋をよんだ。判決では、積極的安楽死が容認されうる要件が傍論において示されたことから、あたかも日本では積極的安楽死が法的に許容されたかのように、誤って諸外国に伝わったりした。医師による自殺幇助の海外例が報告され、安楽死、慈悲殺、尊厳死などの用語が多少混乱して用いられた。現時点で日本では、医療従事者が患者に筋弛緩剤やKCl等を投与し死に至らせる行為は、殺人罪等に問われる可能性があり、オランダやベルギー等の一部の国々とは異なり、積極的安楽死は合法化されていない。また、ホスピス・緩和ケアの浸透に伴い、患者による事前の意思表示がある場合の「治療の差し控え」は、法的に問題になることが少ない。しかし、末期患者の人工呼吸器の抜管等いわゆる「治療の中止」の問題は、いまだ法的に解決されていない。

Ⅱ　発展期(二〇〇〇―二〇一〇年)

第Ⅱ期の特徴は三つあげられる。第一に、議論のトピックスが、脳死、安楽死のように生の終わりに関する問題から、生の始まりに関わる問題、特に胚の道徳的地位や生殖医療に関わる問題群へと移行してきたことである。第二に、ライフサイエンスや医療の領域で数多くの行政ガイドラインや法律が出され、政策決定の枠組みが確立されるようになってきたこと、第三には、医の倫理が、医学教育や研究領域において社会的に認知されてきたことがあげられる。

(1) 胚の道徳的地位について

第Ⅱ期に入って医の倫理のトピックスが、生の始まりに関わる問題に移行してきた。その中で、特に注目に値するのが、ヒト胚の道徳的地位をめぐる議論の高まりである。その背景には、胚性幹細胞(Embryonic Stem Cell: 以下ES細胞)の研究が盛んになってきたことがある。ヒトES細胞は、すべての組織、細胞類型に分化できる可能性をもち、再生医療分野で大きな期待がかけられている。しかし、ヒトES細胞を作成するには、将来ヒト個体となりうる受精胚を破壊（滅失）することが避けられない。受精の瞬間から胚に人間の生命の存在を見出す立場からすれば、そのような胚の研究利用は認められない。二〇〇四年に、総合科学技術会議・生命倫理専門調査会は、報告書「ヒト胚の取扱いに関する基本的考え方」をとりまとめたが、そこではヒト胚の道徳的地位について非常に興味深い見解が示されている。ヒト胚は人そのものではないが、他の人体組織（血液や臓器等）同様モノに近い存在でもなく、むしろそれは「人の生命の萌芽」であるという微妙な表現を用いることにより、ヒト胚は尊重に値する存在であって、慎重な扱いを要するという結論を出したのである。「ヒトES細胞の樹立及び使用に関する指針」や「クローン技術規制法」は、基本的にこの報告書と同じ立場をとっている。諸外国においてはヒト胚の道徳的地位が宗教的・政治的に深刻な議論になっていることを勘案すると、日本は比較的スムーズにこの問題を乗り越えたかのようにみえる。しかし、なぜ、同じように誕生以前の存在の道徳的地位が問われるはずの堕胎の是非をめぐる議論が、ヒト胚の議論と同時に活発にならなかったのかは、疑問が残るところである。日本は文化的に見て堕胎に寛容であるとか、ヒト胚研究で世界に遅れをとらないようにという配慮があった等の諸説があり、今後検証に値する点である。

（2）ライフサイエンス・医療政策の制定過程の制度化

世紀の変わり目前後に、ライフサイエンスや医療の分野で、数多くの政府の倫理ガイドライン（ヒトゲノム・遺伝子解析研究に関する倫理指針、疫学研究に関する倫理指針、臨床研究に関する倫理指針等）や、いくつかの法律（臓器移植法、クローン技術規制法等）が打ち出された。これらの多くは、政府の審議会や委員会が立案する形をとった。この政策立案の場面には、医学・法律の専門家に加え、倫理の専門家、一般市民の代表者も委員会の委員として含まれるようになった。この頃までに、ライフサイエンスや医療の分野での政策立案の新たな枠組みができあがってきたといえる。すなわち、多職種からなる専門家による公開の委員会の開催から、ガイドライン案の策定、パブリックコメント制の導入、最終結果のホームページ開示、メディア報道と数年後の見直しへと至る、一連の過程である。この枠組みは、脳死臓器移植の議論のあり方が参考になっていると思われる。日本では、法律を新たに制定したり改正したりするよりは、ガイドライン（あるいは、いわゆる「ソフトロー」）で対応した方がスムーズにいくという側面があることは否めない。

（3）医の倫理教育と研究領域としての社会的認知

二〇〇〇年頃までには、全国の大学医学部で「医の倫理」がカリキュラムに加えられ、それを担当する教員が配置されるようになった。その初期には、法医学、公衆衛生学、教養課程の哲学・倫理学の教員などが授業を担当していたようであるが、二〇〇〇年に京都大学大学院医学研究科に大学院レベルでは初の医療倫理学分野が設立され、複数の専任教員が配置された。

二〇〇三年には東京大学大学院医学系研究科にも医療倫理学分野が設置された。このような流れの中で、医学部や看護等の医療系学部での「医の倫理」教育は、次第に標準化されるようになってきた。

一方、研究の領域においても、ライフサイエンスや医療領域のＥＬＳＩ分野（ethical, legal, social implications）に多くの研究費が配分されるようになった。このようにして第Ⅱ期の終わりには、医の倫理、あるいは医療倫理は、確実に医学教育および医学研究の一分野としての地位を確保するに至ったのである。

2　二〇一一年以降（第Ⅲ期）の近未来の新たな倫理問題

さて、これまでは過去を振り返ってきたが、新たに生じつつある直近のトピックスをいくつか紹介していきたい。

（1）エンハンスメント

エンハンスメントとは、本来は病気の治療のために用いられる医療技術を、健康な身体や精神の機能を向上させるために用いることであり、「健康の維持や回復に必要とされる以上に、人間の形態や機能を改善することを目指した介入」（エリック・ヤングスト）等と定義される。より端的な定義としては、「治療目的でない医療技術の行使」（加藤尚武）がわかりやすい。現在可能なエンハンスメントには、低身長症ではない子どもへの成長ホルモンの投与、スポーツにおける筋力強化を目的としたステロイド剤使用等のドーピング、リタリン（メチルフェニデート）やプロザック（塩酸フルオキセチン）等の向精神薬を健常人が使用することによる、気分や記憶の改善（ハッピーピルやスマートピル）などがある。将来的には、遺伝子介入によるデザイナー・ベビーや寿命の延長、脳にコンピュータをつないで機械を操作するブレイン－マシン・インターフェイス（ＢＭＩ）による能力増強等も、予想されている。人間改良や人体改造の発想自体は昔からあったが、近年の医療技術の発展により、人体、人間を本質から変えてしまう可能性が出てきたことから、倫理的問題として議論が盛んになってきたのである。

エンハンスメントの反対派は、人間が神を演じることにも等しく不自然である、未知の危険性がある、人々が大事にしてきた価値を損なう（弱さの価値、連帯など）等の根拠から、エンハンスメントの普及を危惧している。一方、賛成派には、各人の選択の自由を尊重する限り禁止することまではできない、とする消極的推進の立場や、エンハンスメントは人々の快や幸福を増進するのだからむしろ義務ですらあるとする、功利主義に基づく積極的推進の立場などがある。現在の議論の主流としては、あらゆるエンハンスメントをひと括りにして禁止や推進を唱えるのではなく、個別の問題ごとに検討すべきとの主張や、社会が個人の自己決定や価値の多元性を重視する限り全面的に禁止することはできないが、一定の規制を設けることはできるとする立場がある。これらの考察には、人間の限界の問題をどのように考えるか、弱くても助け合う社会を望むかなど、人間や社会の本質に関わる諸問題と正面から向き合うことが求められることから、エンハンスメントは近未来の大きな倫理的問題である。

（2）脳神経倫理（ニューロエシックス）

近年発展がめざましい、脳科学・神経科学やその応用技術に関する倫理的問題を取り扱う新たな分野が、脳神経倫理として認知されるようになってきた。定義としては、「人間の脳に対する治療や、増強や、望まれざる侵襲や、厄介な操作にまつわる正・不正や善し悪しを検討すること」（ウィリアム・サファイア）等がある。脳神経倫理が注目を集めるようになった背景には、脳科学における二つの大きな発展がある。第一に、ＰＥＴやｆＭＲＩなどの脳機能イメージング技術の発展により、生きた人間の脳機能を可視化することが可能になったことである。嘘発見や個人の意識状態が明らかになる等、新技術により様々な情報が生み出される可能性がある。そこから、人間の心の状態を読み取る（マインド・リーディング）という、究極のプライバシー侵害の可能性が出てくる。第二に、薬理学的・解剖学的に選択性をもって脳プロセスへの介入・操作を行う技術が発展したことである。脳深部刺激法（ＤＢＳ）によりパーキンソン病の振戦を抑えることが可能になったが、このような技術は他の疾患や能力改善に用いることができるかもしれない。また、脳への薬理学的介入を通じて健常者の能力を通常以上に高めようとする、脳エンハンスメントの問題もある。さらに、洗脳やマインド・コントロール、軍事利用の可能性等も議論されている。これらの問題群は、脳科学が進展するにつれ、よりいっそう現実味を帯びてくる。ＢＭＩや、ヒトと動物のキメラ作成等は、サイボーグの製造といったＳＦ的なイメージを喚起し、人々を不安に陥れる。これに対しては、一般市民の科学リテラシーの向上や市民参加を交えたリスク評価など、科学者と一般社会との双方向的なコミュニケーションを通じて解決しようとする試みも開始されつつある。

（３）ｉＰＳ細胞をめぐる倫理的問題

二〇〇七年に京都大学再生医科学研究所の山中伸弥教授らによって開発された、ヒトｉＰＳ細胞（人工多能性幹細胞）は、成人の体細胞に複数の遺伝子を組み込むことにより、ヒトＥＳ細胞と同等の分化機能をもつ細胞を作ることを可能とした技術である。この技術は、ヒト受精胚を破壊する必要がなく、倫理的問題や拒絶反応のない細胞移植医療を可能にするものとして、大きな期待がよせられている。ライフサイエンス分野におけるブレイクスルーである。二〇一〇年の時点で、ｉＰＳ細胞研究は基礎研究の段階で臨床応用にまでは至っていない。しかし、ｉＰＳ細胞技術で、倫理的な問題がすべて解決されたのであろうか。ここでは、残された論点を拾っておきたい。

まず、臨床応用する際には、安全性の問題があげられる。多くの細胞に分化できるということは、ガン化の可能性も否定できない。そのため、遺伝子組換え数を少なくした、あるいは必要としない(薬剤などを用いる)iPS細胞作成の試みも行われている。この点は、将来の技術の進歩により克服できる点であろう。次に、iPS細胞から生殖細胞(精子や卵子)を作成してよいかどうかが重要な倫理的問題となる。ヒトクローン胚を用いた研究では、作成したクローン胚を子宮に戻すと個体(クローン人間)ができるという懸念があった。そのため、クローン胚を子宮に戻すことは、クローン技術規制法で禁止された。しかし、iPS細胞研究においても、理論的には、精子や卵子を分化誘導できればそれらを受精させることも可能になるかもしれない。この点は、クローンの議論と同様、人間個体の唯一性、一回性の問題を生み出すことになる。

さらに、神経細胞への分化についても議論がある。例えば、ヒトの神経細胞を研究のために動物の脳で成長させると、人格を備えた動物になりはしないかという懸念がある。これが我々に提起しているのは、人間と動物の細胞や遺伝子レベルでの融合に関する問題といえる。キメラ胚など、ヒトの種の完全性の侵害という論点である。より直近の課題としては、幹細胞研究では多様な用途(分化の方向、遺伝子組換え、他種生物細胞との融合等)が考えられるため、細胞の提供者に対して研究者はどこまで同意を取っておけばよいのか、また提供者は将来の自分の細胞の行方をどこまで把握しておけばよいのか、などが問題となる。

（4）公衆衛生倫理（パブリックヘルス・エシックス）

二〇世紀後半の医療倫理学の流れは、パターナリズムから個人の自己決定へという言葉に集約される。この背景には、「感染症から生活習慣病へ」という疾病パターンの変化により、病気は集団で予防するものではなく個人で予防・治療するものと変遷したことがある。しかしながら、近年、エイズ、マラリア、ＳＡＲＳ、新型インフルエンザなど、新興・再興感染症の危険が高まってきた。また、バイオテロリズムによる天然痘やポリオの再発も懸念されるようになり、集団予防の重要性が再び注目を浴びている。二〇〇九年のＨ１Ｎ１新型インフルエンザの世界的大流行は記憶に新しい。このように、従来のような個人の自己決定重視型の医療倫理学ではうまく対処できない状況が生じてきた。感染症に対する隔離・予防接種、ワクチン配分等の対応や、健康増進を目的とした政府による個人のライフスタイルへの介入は、公共の福祉（公益）と個人の自由（権利）との対立を先鋭化させるとともに、利益と負担の公平な分配（正義）という問題をこれまで以上に難しくしている。これらの問題群では、簡潔に言えば、どのような場面で個人の自律や自己決定が制限され、公共の利益のための介入やパターナリスティックな介入が許容されるのかが、議論の中心となる。従来の患者・医療従事者関係にとどまらない、現代の公衆衛生上の諸問題に即した医療政策を基礎づける、新たな医療倫理の議論の枠組みが模索され始めているのである。

3　医の倫理の未来

以上の概観を踏まえ、医の倫理の未来について、若干の私見を述べてみよう。まず、ライフサイエンスと医療技術は今後ますます進歩し、病に苛まれる多くの人々にとっての福音となるだろう。また、その中には、iPS細胞の例が示すように、従来の倫理的問題を克服するような技術革新も含まれるであろう。しかし、エンハンスメントや脳神経倫理の諸問題を見てもわかるように、大きな可能性を秘めた医療技術の進展は、新たな治療法の開発等、われわれに大きな期待を抱かせる一方で、従来の人々の生活様式や価値観との摩擦を引き起こし、社会を不安に陥れる。しかも、技術の導入段階では、それらがどのような影響を及ぼすかを十分に予測することが難しい。このような新たな技術に絶えず付きまとう「不確実性」に対して、社会はどのように対処していけばよいのだろうか。その有効な対処の枠組みを構築することが、将来の医の倫理にとっては一つの大きな課題となるだろう。また、いくら医療倫理の議論が、新たな技術開発を背景とした人の生の始まりの問題へと移行しようとも、終末期医療等、人の生の終わりについての問題は、これからも患者やその家族、そして治療に当たる現場の医療従事者を悩ませ続けるだろう。

今後続々と現れる、あるいはすでに存在する問題群に対しては、上述のとおり、政府の委員会等の議論を経てガイドラインや法律が制定されるという形で、対処が試みられていくと予想される。なるほどこの対処の枠組みは、外部の声を取り入れ社会との調和を図りつつ、ライフサイエンスや医療にまつわる倫理的問題を解決するための、有効な手段ではある。しかし、ガイドラインや法律の乱発は、現場の医療従事者や研究者に法律やガイドラインへの過度の依存傾向を生み出し、自ら問題に立ち向かって熟考したり、必要があれば外部に現場の声を届けようとしたりする意気込みをそいでいる側面もあるように思えてならない。こうした風潮の中で、はたして病院の倫理コンサルテーション（個々の症例に対して倫理委員会等が助言を行う仕組み）はうまく機能するだろうかと考えると、難しい臨床の倫理的問題への回答を迫られて当惑する、数多くの医療従事者の姿が思い浮かぶ。確かに、慌ただしい日々の業務をこなしつつ倫理的問題にも直面せよというのは、厳しすぎる要求である。しかし、法律やガイドラインさえあれば、すべての問題がすぐに解決するなどということはありえない。したがって、倫理的問題の解決のためには、ガイドライン策定や倫理委員会の設置、医療制度の改善等の制度的な側面と、医の倫理教育により現場の医療従事者や研究者の意識や問題解決能力を高めるという側面の、両面にわたる充実が欠かせないであろう。

4　医療従事者の幸福とは

私は医の倫理を考えるとは、「よりよい医療とは何か」、「よりよい患者・医療従事者関係とは何か」を考えることに他ならない、とつねづね学生に教えている。そして、そのためには何をすればよいのか、ということをつねに自分自身で問うている。「医療は、人々の努力によって、よくなるもの」という改善主義（悲観主義と楽観主義の中間に位置する立場）の立場をとるものである。確かに、医療従事者は患者の最善の利益をつねに考えて医療を行うべきである。しかしながら最近の医療の現場では、医療崩壊やモンスター・ペイシェント（激しいクレームや暴言・暴行をする患者）によって、心に傷を受けた医療従事者達が、先の見えない状態でいるのも事実である。

そのせいか私は、医療従事者の幸福とは何なのか、を日々考えている。近代医療の発展の末に行き着いた医療崩壊、過重な勤務による医療従事者のうつ状態や自殺の発生等々、今の医療現場は、医療人がゆとりをもって、患者に接することができるような環境が整っているとはいえない。医療従事者はどうすれば幸福になれるのだろうか。患者からの「ありがとう」という感謝の言葉が、医療従事者を何よりも幸せにしてくれる、ともいわれる。また、病を治したり、痛みを取り除いたりして、患者のために、社会のために貢献しているのだという気持ちは、医療従事者の日々の勤務の支えになっていることも間違いないであろう。幸福論や幸福主義(eudaemonism)は古代ギリシャにまで遡ることができる。ただ、現代の幸福観は、現代的な文脈で思索されなければならない。少なくとも、医療従事者の幸福に限っていえば、患者と医療従事者との、人と人との交流の中から生まれてくるものである。患者の幸福、医療従事者の幸福のどちらの視点に偏ってしまっても、よりよい将来の医療像はみえてこないであろう。

今まで述べてきたような倫理的問題は、もしかすると二二世紀までには解決されているかもしれない。次の世紀には、「今なら i P S細胞から簡単に肝機能を果たす臓器が作れるのに、二一世紀の前半には、生きている健常人から肝臓を切り取って患者に移植していたんだって」ということが医学史の講義で語られているかもしれない。しかし、私の予測では、将来にわたっても、新たな倫理問題は確実に、しかも続々と現れてくる。人類が生き続ける限り医療は存在し、医の倫理は必要とされる。そして、どの時代においても医療人に求められるのは、「患者の癒し・救い」であることは間違いがないだろう。その意味で、医の倫理を医療の欠かせない一部として、つねに意識しておくことがこれからの医療従事者に求められるのである。

今、私の心の中で、医の未来を展望している。すると、将来の医療人が、医の倫理をしっかりと保ちつつ、活き活きと社会で活躍し貢献している姿を想像することができる。そのような時、私はとても幸せな気持ちになれるのである。

参考文献

赤林朗・大林雅之編著『ケースブック医療倫理』医学書院、二〇〇二年
赤林朗編『入門・医療倫理I』勁草書房、二〇〇五年
赤林朗編『入門・医療倫理II』勁草書房、二〇〇七年
トニー・ホープ著、児玉聡・赤林朗訳『一冊でわかる医療倫理』岩波書店、二〇〇七年
Biomedical Ethics in Asia: A Casebook for Multicultural Learners, Akabayashi, Kodama, Slingsby, McGraw-Hill Education, 2010.(南江堂洋書部)

第Ⅱ部　地球規模の医療

第5章　医療の輪が世界を救う

尾身　茂

二〇〇三年に発生し、今世紀最初の公衆衛生学上の危機であった、重症急性呼吸器症候群（ＳＡＲＳ）の発生による全世界での死亡者数は約八〇〇〇人と比較的少なかったが、国際社会への社会的、経済的、心理的な影響は甚大であった。このＳＡＲＳを契機に保健・医療問題への国際社会の関心は以前にまして高くなった。健康に関する問題は各国の保健関係者のみならず、外交担当者、さらには大統領、首相等各国の首脳にとっても重要なテーマになってきた。筆者は一九九〇年から二〇〇九年まで約二〇年間、世界保健機関（ＷＨＯ）に勤務し、その間アジアにおける小児麻痺（ポリオ）の根絶、ＳＡＲＳ対策等に従事する機会を得た。この経験を踏まえ、さらに人類と健康の歴史を振り返りながら、今日の健康問題を概観し、わが国の将来の課題について考えてみたい。

1　文明と病気

有史前、狩猟民族として生活していた人類にとっては、その極めて低い人口密度のため、感染症の伝播は極めて限定的かつ散発的であったと考えられている。しかし、人類が農耕民族として定住することになり、天然痘、麻疹、結核等の感染症が人々の間で広範に伝播されるようになったと思われる。いわば第一の波である。第二の波はこうした農耕民族によって作られた各文明間の交流によってもたらされた。天然痘、麻疹などの感染症はシルクロードを通って、中近東ヨーロッパからアジアへ伝播されたと考えられる。また、一六世紀に始まった黒死病(ペスト)は一四世紀にはヨーロッパの人口の約三〇%が死亡したと言われるほど猛威をふるい、中世キリスト教の権威を失墜させ、いわゆるルネッサンスの台頭に関係したと考えられている。第三の波は大航海時代の船乗りによる大陸間の移動である。アフリカ固有のマラリア、黄熱病等の感染症が船乗りによりヨーロッパへ伝わった。では、第四の波はいかなるものであろうか。現代に生きる我々人類はすでに第四の波の真っただ中にいる。その特徴は、人類史上かつてないほどの人、物、情報の移動、人口増加、都市化、科学技術の発展・開発、高齢化等で、疾病のパターンも以前の感染症中心から生活習慣病、心の問題、地球温暖化等、問題の種類も多岐にわたり、しかも全世界を巻き込むようになった。こうして文明と病気の関係を歴史的観点から見てくると、古代においては、結核感染者等はいわば外部環境の「被害者」であったが、時代が進み近年になると生活習慣病、環境問題等が示すように、さらなる開発、成長を希求する中で人類自らが健康問題の原因を作ってきたことがわかる。

2　今日的課題――主にグローバルな観点から

世界的に見て、感染症、周産期における母子の死亡、低栄養などが長い間主要な健康問題であった。しかし最近になって、疾病のパターンが大きな変化を示してきた。疾病のパターンの変化を示すのに、従来は、単に生物学的な生存年数を用いていたが、最近になって、障害の有無、つまり、生活の質をも考慮した障害調整生存年(Disability Adjusted Life Years: ＤＡＬＹ)という指標を使うようになった。各病気群により失われたＤＡＬＹを示すことにより、各病気群による健康に対する負担を表現しようとする試みである。発展途上国だけを見ても、一九九〇年時点ではＤＡＬＹの損失の約半分(四九％)が、感染症等古典的な病気群に起因していたが、二〇二〇年にはその値は二二％に減少すると見られている。一方、非感染症は一九九〇年時点では二七％であったが、二〇二〇年には半数近く(四三％)に上昇すると予想されている。

わが国同様、全世界的に見ても、非感染症、特に心筋梗塞、脳梗塞、がん、慢性呼吸器疾患、糖尿病など生活習慣病が重要な疾患であるが、ＷＨＯは、こうした生活習慣病の危険因子として一位は高血圧、二位タバコ、三位高血糖、四位運動不足、五位肥満および過体重、六位高コレステロール血症を挙げている。生活習慣の改善が急務であることを示すデータである。

精神疾患もその重要性を増しており、メンタルヘルスの重要さが認識されつつある。同時に精神疾患と、身体的疾患との関係の不可分性が最近強く認識されるようになってきている。つまり、精神疾患は、感染症や非感染症など身体的疾患に罹患する危険性を高め、また逆に身体的疾患は精神疾患に罹患する可能性を高めるという認識である。こうした文脈の中でＷＨＯは最近、「精神的健康なしに真の健康なし(no health without mental health)」というスローガンを掲げている。メンタルヘルスへの対策が、医療供給体制全体の中に組み込まれなければならないとしている。

また、こうしたメンタルヘルスの問題を医療分野の枠を超えてさらに広い社会的文脈の中で考える動きもある。筆者がＷＨＯに勤務中、アジア地域で自殺が大きな社会的問題になってきたので、精神医学、心理学、公衆衛生、文化人類学など様々な分野の専門家に議論をしていただいたが、自殺の増加の原因にいわゆる「関係性の喪失」が大きく関与しているという考えが示された。つまり、地域の崩壊、家庭の核家族化、職場における失業などが自殺の増加になんらかの形で影響しているというのである。地域、家庭等の関係性の回復の必要性を示唆する考え方であろう。人・物・情報が未曾有の勢いで国境を越えるグローバリゼーションの一環として、例えばファーストフードの多国籍企業が南太平洋の小さな島国にも進出し、地元産業を壊滅させる現実を筆者自身も個人的に見てきた。地域、家庭、職場における関係性の喪失はアジアのみならず世界的な現象である。ただし、筆者は、地域においていまだ一定程度のつながりが維持されている諸外国に比べ、日本における関係性の喪失が突出していると感じている。

精神疾患を含め、非感染症が主要な健康問題になっているからといって、決して感染症が制圧されたわけではない。例えば、従来から存在した結核は、二〇〇七年のＷＨＯでのデータによれば、全世界で九〇〇万人が罹患し、一七七万人が亡くなった。筆者がＷＨＯの西太平洋地域事務局長に就任した一九九九年には同地域で毎日一〇〇〇人の結核死亡者が出ており、同地域における最優先課題として結核が取り上げられ、日本を含め各加盟国の懸命な努力がなされた結果、二〇〇八年時点では毎日の結核による死亡者は約六〇〇人と確実に減少傾向を示している。しかし最近では、薬剤耐性が広範に出現しており、またＨＩＶとの同時感染も大きな問題になっており、いまだ結核は重要な感染症であり続けている。わが国においても、昭和二六年結核予防法成立時点での年間の結核患者新登録数は人口一〇万人に対して六九八であったが、平成二〇年時点では一〇万人に対して一九・四と確実に減少傾向を示しているが、高齢者および社会的に排除されているグループの感染が顕著になる傾向を呈している。そうした中、二〇〇九年、天皇陛下ご自身が若い頃に結核に罹患なされたことを公式の場で発言されたことは意義深い。

ところで、結核等いわゆる再興感染症に加えて、全世界を巻き込む感染症の大流行(パンデミック)も時々発生する。例えば、インフルエンザについては二〇世紀になって三つの大きなパンデミックが起きた。一九一八年のスペイン風邪による大流行では、約五〇〇〇万人が死亡したと推定されている。その後アジア風邪、香港風邪と続き、新たなパンデミックの発生が懸念される中、豚由来の新型インフルエンザによるパンデミックが二〇〇九年四月に北米大陸から始まった。この新型インフルエンザは突然「無」から生じたのではなく、一九一八年のスペイン風邪を起こしたウイルスにその起源を求めることができる。また、現代の我々の多くがすでに感染している香港風邪やソ連風邪とスペイン風邪との関係も同様である。ウイルスが人あるいは他の動物と感染する過程で巧みに性質を変え、様々なパンデミックを発生し続けている。

以上見てきた如く、感染症は相変わらず重要な健康問題であり続けている。地球レベルで直近の約二〇年を振り返ると、新しい感染症が毎年一つの割合で発生している。文明が持続する限り、この傾向は続くと考えて間違いなさそうである。

さて、都市化を含む現代文明は、心の問題や生活習慣病に加え、地球温暖化などグローバルなレベルでの新たな問題を投げかけている。地球温暖化はすでに国際社会にとって重要な社会的、政治的、経済的な課題になっているが、この地球温暖化について重要な点は、(1)温暖化がもたらす様々な問題に対処するための資源が乏しい発展途上国において温暖化の影響が最も強く表れる、(2)発展途上国が地球温暖化の原因を作る側としてますます重要になってきた、という二点である。

3　今日的課題——病気への取組みという観点から

今日の保健医療問題の取組みに関する特徴は六つある。まず第一の特徴は、単に生物学的観点からだけでなく、我々を取り巻く環境、さらに社会的、経済的、精神的要因をも考慮して広く横断的に病気、健康という問題をとらえようとする点である。血圧や血糖値、体重、コレステロール値など、生物学的な要素だけが健康に影響を及ぼすのではなく、さらに大きな文脈、例えば貧困、社会的な格差等も健康に大きく影響するという、いわゆる「社会的決定要因(social determinants)」という考え方である。

第二の特徴は、第一の特徴と関係するが、個別の疾患、あるいは個々の健康問題の枠を超え、健康に影響を及ぼす医療供給体制自体に対する取組みが増えてきたことである。こうした傾向は、国際保健のリーダーであるＷＨＯでの議論の内容の変化にも表れてきた。筆者が一九九〇年にＷＨＯに勤務開始した時点では、感染症、栄養問題等個別の健康問題が会議の主要議題であった。しかし最近になって、発展途上国の保健医療専門家の富裕国への移住による、医療供給体制の脆弱化の問題等が頻繁に議論されるようになった。

第三の特徴は、上記の社会的決定要因という考えに呼応しているが、以前は保健分野の人が主に健康問題の解決に努力してきたが、最近では保健分野以外の様々なセクター、例えば、財政、農業、教育、さらにＮＰＯ、ＮＧＯ等の市民社会あるいは一般企業等がこの分野で重要な役割を果たすようになったことである。例えばエイズ治療薬の費用は最近まで、一人当たり年間一〇〇万円を超え、発展途上国では簡単には手に入らなかった。しかし、国際的ＮＧＯ等の積極的関与により、治療薬の値段が大幅に引き下げられ、二〇〇二年時点では約三〇万人のエイズ患者のみが治療薬にアクセスできたのが、二〇〇八年の末にはサハラ以南のアフリカにおける飛躍的なアクセス改善のために、その数は約四〇〇万人へと増加した。

第四の特徴は、「富める国」と「貧しい国」の間に存在する健康指標（寿命、周産期死亡率、小児死亡率等）の格差を縮めるための取組みである。科学技術の飛躍的な発展にもかかわらず、健康指標の格差が相変わらず存在していることは周知の事実である。さらに、同一の国内においても、家庭の収入のレベルが低いグループにおいては小児の死亡率が富裕層に比べ高いことが示され、所得の階層により健康指標が異なることが明らかになってきている。

二〇〇〇年九月の国連ミレニアムサミットでは、二〇一五年までに、①乳幼児死亡率の削減、②妊産婦の健康の改善、③ＨＩＶ／エイズ、マラリアその他の感染症の蔓延防止、④極度の貧困と飢餓の撲滅、⑤環境の持続可能性の確保等、八つの目標を達成することに合意した。

しかし、多くの発展途上国にとって、目標達成は極めて難しいと言われている。その主な理由は、すでに言及した如く、発展途上国における保健医療制度の脆弱さと優秀な人材の国外流出である。多くの発展途上国では、あるべき医療制度の姿、あるいは、デザインはすでに描かれているが理想と現実のギャップが大きい。優秀な人材を育成しても「富める国」からの金銭的な誘惑は非常に強く、国内に残る優秀な人材は少ない。国によっては医学部卒業生の大多数が母国を離れている。また、発展途上国の医療財源のかなりの部分が富裕国から提供されているため、国内に残った数少ない優秀な人材は、富裕国からの資金の集まる一部の事業に集中してしまう傾向が見られる。

こうした状況を打破するために、国際社会では大きな二つの取組みがなされつつある。従来、発展途上国への援助は、各援助国あるいは援助機関が、国際的な協調の枠組みなしで単独に行う傾向があった。しかし、この方法の限界が最近認識され、発展途上国への援助も共通の目標のもとにドナー側が連携して行うようになってきた。もう一つの取組みは、発展途上国はもとより、富裕国においても財政状況が厳しい昨今、「革新的な資金調達のメカニズム」を模索しようとする動きである。例えば、航空券国際連帯税(航空券に課税するもので、その資金が途上国の医薬品購入に使われる)や、予防接種のための国際金融ファシリティ(ドナーが予め援助の約束を、債券等金融商品に証券化したもので、調達された資金を発展途上国の予防接種のために使うという仕組み)等であり、こうした試みはこれからもさらに加速されるであろう。

第五の特徴は、病気を安全保障の一環としてとらえる考え方が出てきたことである。いわゆる「ヘルスセキュリティ」という考え方で、国民の健康のためには国の安全が大事であると同時に、国民の健康自体が国の発展、あるいは安全保障に貢献するという考え方である。こうした文脈の中で、わが国は人間安全保障を外交政策の一つの基本コンセプトとして国際社会に提言している。

第六の特徴として医学の研究方法、対象についても新たな取組みが出てきている。近代医学における生物医学的研究の方法論には、次の三つの特徴があった。①身体を器官からさらに組織、組織から細胞、細胞から遺伝子へと細分化することにより「真実」に近づけるという還元主義的な考え方、②一つの病気には必ず一つの病因が存在するという考え方、③対象を客観的に定量化・定性化できる領域に限定したこと。こうした三つの特徴のために、近代医学は細菌学、病理学、解剖学、ウイルス学等の領域において飛躍的な発展を遂げた。しかし、同時にこうした細分化、専門化された方法論の限界も最近認識されるようになり、分野の壁を越えた横断的・学際的な研究が望まれるようになっている。

4　国際保健を取り巻く大きな状況と、わが国の国際貢献

国際保健を取り巻く最も重要な特徴は、上述した如く、とくに二〇〇三年のＳＡＲＳの発生後、保健問題が、保健関係者のみならず、外交担当者や、大統領など各国首脳にとって重要なテーマになってきたことである。また、市民社会や民間企業も国際保健分野に対して関与度を強めてきている。こうした現象はもちろん歓迎すべきであるが、同時に多数のプレイヤーの間での連携という新たな課題が表面化してきている。

さらにもう一つの大きな特徴は、「富める国」と「貧しい国」との対立が先鋭化してきていることである。例えば、知的所有権の問題については、日本ほか欧米先進諸国は、研究開発に膨大な資源を投入しているため、当然その順守を求める。一方、発展途上国は、知的所有権が存在するために、感染症などに対する薬の値段が高く設定され、一般の人々に必要な薬が手に届かないと主張する。また、鳥インフルエンザウイルスに関しても、発展途上国はそのサンプルを国際社会と共有しても、裨益するのは先進国のみで、発展途上国には「見返り」がないと

主張する。明らかに発展途上国と欧米先進諸国との溝が深くなってきている。事実、世界の健康問題を各加盟国の代表が一堂に会して議論するWHO総会では、知的所有権の問題など「政治色」の強いテーマを数日間にわたり議論し、妊産婦死亡の改善など技術的問題を議論する時間が短縮されることも稀ではない。さらに、最近の国際社会における新興国の台頭のため、従来、G8が国際社会で担ってきた主導的・独占的リーダーシップのあり方が問われる時代になった。

わが国の国際貢献は、米ドル換算で諸外国と比較すると、一九九一年から二〇〇〇年までは一位、二〇〇一年から〇五年までは二位と、国際社会において圧倒的な存在感を示してきた。わが国の国際協力・貢献は、いわゆる二国間協力が主体であったが、多国間の協力においても主導的な役割を果たしてきた。例えば、二〇〇〇年にわが国が主催した沖縄サミットでは、結核など三大感染症が主要なテーマとして取り上げられ、その後の世界エイズ・結核・マラリア対策基金（世界基金）の設立に貢献した。また、WHOなど国際機関を通しての多国間協力においても重要な役割を果たしてきた。例えば、日本財団が支援するハンセン病制圧、国内の国際ロータリークラブの小児麻痺の根絶、また結核予防会・結核研究所の結核制圧など、官民一体となってのわが国の国際貢献は世界的にも高い評価を得てきた。また、二〇〇八年に開催された洞爺湖サミットでは、わが国のリーダーシップの下に、従来からの感染症対策に加えて、母子保健の改善や保健制度の強化に向けて国際社会が共同して取り組むことが合意された。しかも、わが国の国際協力、とくに二国間協力においては、わが国の専門家が相手国の担当者と文字どおり手を携えて協力するという点が大きな特徴であった。

つまり、これまでの日本の国際協力は、その資金量および「相手国の目線」に合わせた協力という二つの特徴により、国際社会の中で大きな存在感を示してきた。しかし、最近になって、この日本の国際協力は新たな問題に直面するようになってきた。

一つ目の課題は、資金量の減少による、国際社会におけるわが国の存在感の低下である。米ドル換算でのわが国の国際社会における貢献度は、二〇〇六年には三位、〇七年から〇九年は五位と順位を下げている。二つ目の課題は、最近まで国際社会においてG8が主導的立場を独占していたが、最近になって、新興国の台頭のため、わが国を含めたG8の相対的地位に変化が生じていることである。三つ目の課題は、わが国および我々日本人が意識的な努力なしでは乗り越えることの難しい問題である。従来、わが国は、病院や道路の建設、あるいは保健分野での感染症対策支援など日本および日本人の得意とする分野を中心にその存在感を示してきた。しかし、これからの国際社会においては、発展途上国と富裕国の間の利害調整、あるいはG8と新興国の新たな連携のあり方の模索、主権国家の利益と国際社会全体の利益の調和など、複雑な課題の解決が求められている。

5　日本人が克服すべき課題

WHOの予測によれば、二〇三〇年時点における人類の主要死因は、世界的レベルで見ると、生活習慣病、閉塞性肺疾患等の呼吸器疾患、エイズ、結核感染症等である。こうした疾患に対処するためには、前述の如く、単に生物学的側面でなく社会、貧困、環境という広い観点からの取組みが必要で、しかも保健分野の人だけでなく、さらに多くのセクターの人々との連携が重要になるであろう。わが国にとっては、諸外国との連携、発展途上国への支援をさらに強化する一方で、我々自身が克服すべき課題は、以下のように集約されると考えられる。

(1)　地域に支えられた個人の行動変容

わが国のような富める国はもとより、発展途上国においても生活習慣病がますます増えることは間違いない。多くの人は、食生活の改善、運動不足の解消等、健康的なライフスタイルの重要性を十分認識している。しかし、現実には、知識と行動の間にはギャップがあることが多い。個人の行動の変容を可能にするためには、例えば、レストランにおける「健康的な選択(ヘルシーチョイス)」が与えられる等、地域社会が個人の努力を支えるシステムの構築が必要になってくる。

（2）地域の活性化

地域における関係性の喪失はグローバルな現象であるが、日本においてはとくに重要な社会的な課題になってきている。地方の活性化は感染症対策の観点からも重要である。SARSは基本的には都市部で発生したが、最近問題になっている鳥インフルエンザH5N1の多くは農村など都市部以外で発生している。この対策には地方の医療システムの改善、人材開発等が急務である。また、地域の活性化は、そこに住む個人に「安定感」を与えると同時に、国・社会全体の活性化にもつながる。地方分権が提唱されているわが国にとっては、ますます重要な課題であろう。長い間「上意下達」に慣れてきた我々日本人が、乗り越えなければならない試練だと言える。

（3）学際的かつ倫理に基づくさらなる医学研究

医学研究は、専門化、細分化によりそれぞれの領域の「枠内」で、飛躍的な進歩を遂げた。しかし、過度な専門化、細分化のために、医学全体を見る視野が失われつつあり、学際的な医学研究が求められている。例えば、心と体の関係等について、生物学的観点からだけでなく心理学、文化人類学等、様々な専門領域からの横断的なアプローチが必要となろう。一方、最近再生医療、遺伝子治療・診断等、先端医療技術がもたらす恩恵が現実のものになりつつあるが、こうした新しい医療技術にかかわる倫理性および起こり得るべき健康被害についても十分な議論が必要となろう。

（４）医療政策決定における市民参加

医療問題の解決がますます複雑化し、困難を極めているのは世界的な現象である。高齢化は避けられず、医療技術はさらに高度化し、しかも医療財源の確保がますます厳しくなる中、財政当局、医療関係者、一般国民の三者を同時に満足させる制度の構築は容易ではない。医療へのアクセス、サービスの公正さ、効率の三者を同時に満足させるためには、国内における広範な議論、利害調整が必要である。医療政策の決定には政治家、官僚、医療関係者のみならず一般市民、専門家、患者団体等が参加できる意思決定のフォームの形成が必要である。国さらに県レベルで「医療問題国民会議」の設立も一つの方法であろう。このことは、従来とくに医療政策の意思決定が一部の組織、団体等によって強く影響されてきたわが国においては重要である。

（５）わが国の国際協力のあり方

上述した如く、これからの国際社会においては、発展途上国と富裕国の間の利害調整など、複雑な課題の解決が求められている。そうした国際社会で日本が主導的な役割を果たし続けるためには、我々日本人のコミュニケーション能力などを含めた総合的な「人間力」のさらなる強化が急務である。わが国では、国際協力に関与するほとんどの人は、仕事に熱心で、しかも優秀である。しかし、そうした人たちの国際貢献する期間が比較的短い。例えば、WHOの総会に参加する日本の代表団は二、三年で替わる。上述した知的所有権、鳥インフルエンザウイルスのサンプルの共有など、複雑な国際保健問題について理解が深まり、しかも国際舞台で、多くの友人を得て、これからまさにリーダーシップを発揮できるという時に、人事異動のため、国際舞台を離れることになってしまう。

国際保健分野は間違いなくこれからも、日本の国際貢献の大きな柱の一つになる。資金力においては、必ずしも従来の優位性を保てなくなった今、国際貢献に関わる人々の「質」が問われる。質のさらなる強化のためには、①WHOなど国際機関に派遣される人は、最低五年くらいの継続的な勤務を行う、②成果を上げた場合には、帰国後、昇進などその成果に見合った処遇をする、③国際保健の分野において、活躍できる人材育成のさらなる強化を行う、などが必要であろう。

6　おわりに

「枠内の合理性」は、全体の合理性を必ずしも保証しないとは歴史が証明するとおりである。国内問題と国際問題、医療の効率と医療の公平さ、個人の利益と公共の福祉、医療者の自由と住民のニーズ、心と体など一見両立の難しいテーマに取り組むには、社会を構成する個人および組織が、それぞれの枠を乗り越えて相手の立場を尊重するという、人類が長い間温めてきた知恵を地球規模で実現すべき時期に来ている。わが国は、今、まさに時代の転換期にある。今まで頼りにしていたお金の力がなくなり、また、将来のグランドデザインも見つからないでいる。人々が、全体に内向き志向になっている。若い人が留学に興味がなくなってきている。しかし、好むと好まざるとにかかわらず、日本および日本人がこれからも輝き続けるためには、一方の目で国内、特に地域の活性化をはかると同時に、他方の目でいかに国際社会の中で重要な一員であるかを考えなければならない。国内問題は即国際問題である。複眼的で成熟した物の見方が今求められている。

第6章　病気に国境はない

押谷　仁

過去数十年の間に急速にグローバル化が進み、毎日莫大な数の人と物が国境を越えて行き来している。これに伴い、感染症などが国境を越えて拡大するリスクは増大している。また、地球温暖化のようにグローバルな課題が健康に与える影響も危惧されている。グローバル化の進展はさらに貧富の格差を助長することにもつながってしまっている。その結果、同じ病気に罹っても、その病気によって起きる死亡などの重篤な被害の起きる割合は国によって、あるいは国の中でも貧困層と富裕層で大きく異なるという問題を生んでいる。グローバルな健康問題に我々はどのように対処したらいいのであろうか。

1　グローバル化する感染症の脅威

感染症はウイルスや細菌といった微生物によって起こるが、これらの微生物は人類が誕生するはるか以前から地球上に存在していたことがわかっている。おそらく、人類はその誕生以来感染症の脅威にさらされてきたものと考えられる。しかし、一九世紀に至るまで感染症が微生物によって起こるという概念すら確立しておらず、人類は感染症と闘うための有効な手段を持っていなかった。この状況が劇的に変わるのは一九世紀の終わりになってからである。感染症を引き起こす細菌などの微生物が次々に発見され、二〇世紀にはいると抗生物質が発見され、多くの感染症が治療可能になった。またワクチンの発展は一九八〇年に天然痘を地球上から根絶するという輝かしい成果を上げることになる。このような微生物学の発展の結果、一九六〇年代から七〇年代ごろには「もはや感染症の問題は終わった」とする楽観的な見方がなされたこともあった。しかし、一九八〇年代に入るとＨＩＶ／エイズの問題が明らかになる。ＨＩＶ／エイズはアフリカやアジアで急速に拡大し、地球規模の課題として注目されるようになる。九〇年代に入ると、いわゆる新興感染症の問題が大きな注目を集めるようになる。新興感染症とはそれまで人類には存在しなかった、もしくは人類にとっての脅威とは認識されていなかったような感染症が新たに出現したものである。

まず、新興感染症の問題が最初に注目されたのは、アフリカで見られる非常に致死率の高いエボラ出血熱などの感染症が他の地域に波及する可能性が危惧されたことによる。エボラ出血熱を含め、感染症の多くは、感染してから症状が出るまでの期間、すなわち潜伏期間が数日間ある。グローバル化にともなう航空網の発達とともに、私たちは世界中のほとんどの場所に、二四時間以内に到達できるようになっている。このことは、感染した人が潜伏期間の間に航空機に乗って世界中に移動してしまう可能性があるということを意味している。実際にアフリカの致死率の高い感染症がこのようにしてアメリカやヨーロッパなどで見つかった事例は存在する。しかし一九九〇年代までは、こうした新興感染症が世界の多くの地域に一気に広がるようなことは見られなかった。

二一世紀に入って初めての新興感染症として出現してきたのが、二〇〇三年の重症急性呼吸器症候群（ＳＡＲＳ）である。ＳＡＲＳの最初の感染者は二〇〇二年の一一月に発生していたと考えられている。その後、二〇〇三年一月まで、中国南部の広東省のいくつかの場所で散発的に患者が発生していただけであった。それが二〇〇三年一月末に一人の患者が省都である広州に運ばれ、そこの病院で感染が広がったことが大きな流行につながることになる。その後、広州から香港を経由して世界中に流行が広がっていった。世界中に流行が広がるきっかけとなったのは香港のホテルでの感染拡大である。このホテルの九階に広州で感染した宿泊客が泊まっており、この人から同じフロアーの別の宿泊客に感染が広がる。それらの人たちが体内にウイルスを持ったまま世界各地に飛行機に乗って移動してそれぞれの場所で感染を広げることになり、シンガポール、ハノイ、トロントなどの世界各地での流行が起きることになった。この結果、世界の三〇カ国近くから感染者が報告され、八〇〇〇人を超える患者と七七六人に及ぶ死亡者が出た。SARSの流行では九〇年代に危惧されていた航空機を介して世界に新興感染症の流行が拡大するということが、実際に起きたことになる。

SARSは、その後各国が積極的に対策に取り組むことにより流行は収束に向かい、二〇〇三年の七月五日にWHO（世界保健機関）はSARSの世界的な封じ込めに成功したことを宣言する。しかしそれから半年も経たないうちに人類はまた新たな感染症の脅威に直面することになる。高病原性鳥インフルエンザH5N1の流行である。このウイルスはもともと野鳥が持っていたウイルスがニワトリなどの家禽類に感染し、家禽類の中で病原性の高いウイルスに変化したものである。このウイルスはニワトリに対して一〇〇%近い致死率を示すが、ニワトリだけでなく人に対しても病原性が高いことがわかっている。二〇〇三年から二〇一〇年までの間に五〇〇人以上の人での感染がWHOに報告されているが、そのうち約六〇%が死亡している。この間のほとんどの人での感染は鳥から人に感染したものであり、人から人への感染は限定的にしか起きていないと考えられている。しかし、インフルエンザウイルスは変異を起こしやすいウイルスとして知られており、ウイルスの変異によりこのウイルスが人から人への感染性を獲得した場合には世界的な大流行となり、莫大な被害が生じる可能性があるということが危惧されている。

実際にトリやブタのインフルエンザウイルスが人への感染性を獲得することによって世界規模の流行を起こすということは数十年に一度の割合で起きてきている。これを新型インフルエンザ、あるいはインフルエンザパンデミックと呼んでいる。二〇世紀にも三回の新型インフルエンザの発生があり、このうち一九一八年に出現したスペインインフルエンザの流行では世界中で四〇〇〇万人以上の人が死亡したとする推計もある。

高病原性鳥インフルエンザの流行は過去にも数多く報告されているが、これまでの流行は一部の地域に限局して起きており、流行は短期間に終息している。しかし二〇〇三年に始まったH5N1の流行は、アジアから始まりヨーロッパ、中東、アフリカにまで拡大し、その流行は七年以上続いている。鳥インフルエンザの流行の拡大には渡り鳥などの野鳥が関与している可能性もあるが、これまでの流行の拡大のパターンからは渡り鳥による拡散だけでは説明のつかない点も多く見られている。流行がこのように広範囲に拡散した原因として、養鶏業の国際化という人為的な要因も関与している可能性がある。現在は、多くの国に養鶏場を持つような企業も存在し、孵化したばかりの雛を輸出入するということも大規模に行われている。また、東南アジアの国々の間ではニワトリやアヒルなどを、違法に国境を越えて取引するといったことも日常的に行われている。このような養鶏業の国際化というグローバル化の影響が鳥インフルエンザの流行の拡大にも大きな影響を与えてきたと考えられる。

高病原性鳥インフルエンザＨ５Ｎ１が新型インフルエンザになってパンデミックを引き起こすことが懸念されてきたわけであるが、実際に二〇〇九年に新型インフルエンザとなって出現したのはブタインフルエンザ由来のＨ１Ｎ１であった。二〇〇九年四月にアメリカ、メキシコで人での感染が確認され、その後急速に感染が世界各地に広がっていった。ＷＨＯが最初にメキシコとアメリカでの感染の確認をしたのは四月二五日であったが、二週間足らず後の五月九日には二九カ国で三四四〇人もの感染者が確認されるに至る(図６-１)。この国境を越えてのウイルスの広がりも、感染した人が航空機に乗って移動することによって起きたと考えられ、ここでもグローバル化が感染の拡大に寄与したと言える。また、このウイルスが人への感染性を獲得する過程で、それまで北米で長い間流行してきたブタインフルエンザと、ヨーロッパやアジアで流行してきたブタインフルエンザの遺伝子が混ざり合うということが起きている。これがどのようにして起きたのかは、はっきりとは解明されていないが、感染したブタ、もしくはウイルスに汚染されたものが人為的に大陸間を移動したことがこのウイルスが出現すること

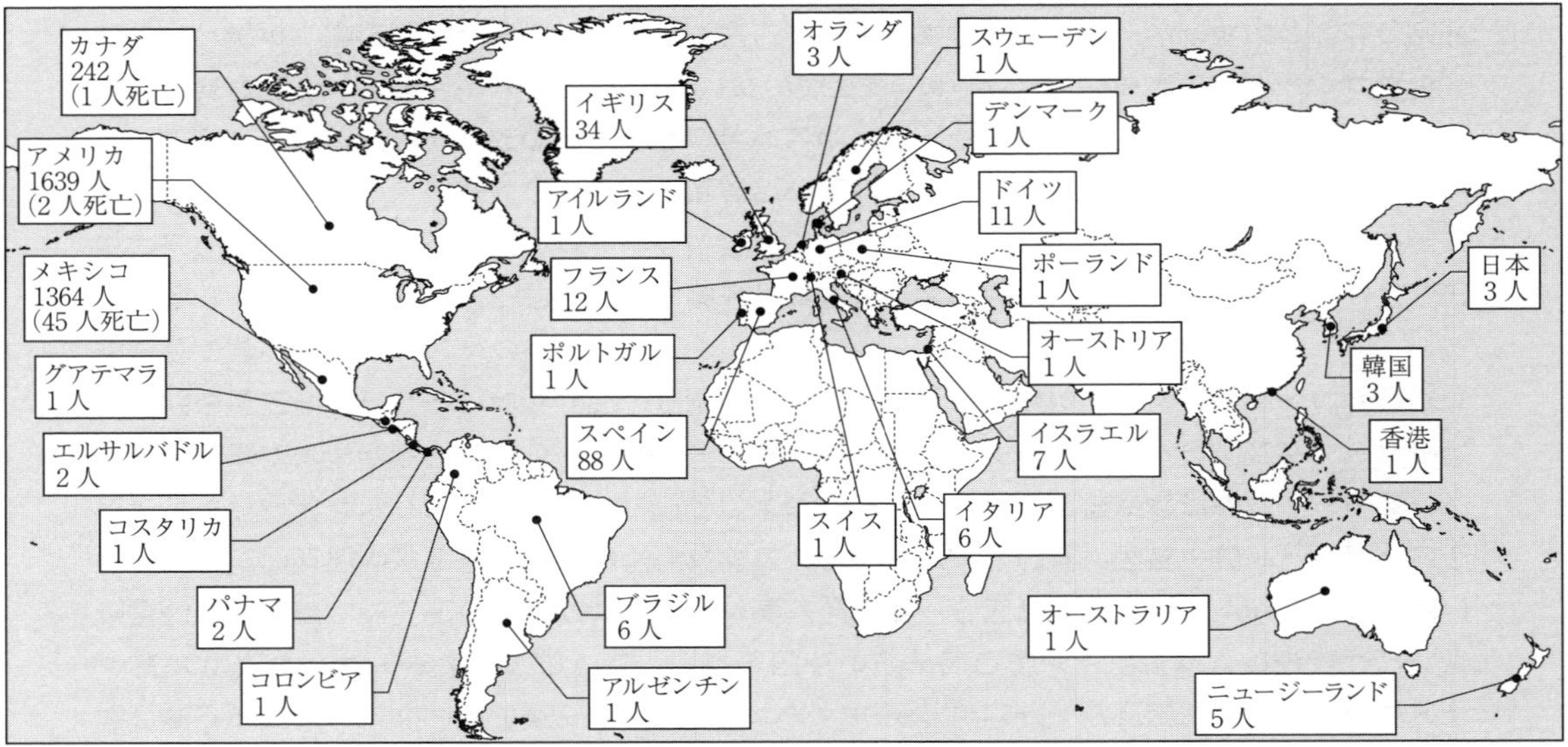

図 6-1　H1N1 の感染拡大．感染確認の翌日 2009 年 4 月 26 日にはアメリカとメキシコで合わせて 38 人だった感染者は，約 2 週間後の 5 月 9 日には世界 29 カ国で 3440 人(死者 48 人)を数えるまでに広がった

につながった可能性がある。

また感染症の中には食物を摂取することによって生じる感染症も多く存在する。日本は、食品の多くを輸入に依存しており、輸入食品から生じる感染症は大きな問題である。イギリスから始まったBSE（牛海綿状脳症）では、多くの国からの牛肉の輸入が制限されるなどして大きな社会問題となった。汚染された食品による感染症が多くの国で同時に起こるというようなことも、しばしば起きている。また感染症以外にも化学物質等の汚染も国境を越えて問題が広がるといったことも多く発生している。二〇〇八年にはメラミンに汚染された粉ミルクを飲んだ乳児に健康被害が多発するという事態が生じた。その後、日本を含め多くの国にメラミンを含む食品が輸出されていることが判明し国際的にも大きな問題になるとともに、輸入食品の安全性が問われるきっかけにもなった。

このように莫大な数の人や物が国境を越えて移動する現代社会では、新たな感染症などが出現し広がっていくリスクは高くなっている。二〇〇三年に起きたSARSも、仮に二〇年前に起きていたとしたら、広東省の一地方で局地的な流行を起こすだけで終わっていたかもしれない。中国では開放政策と経済発展のために非常に多くの人が中国国内、さらには中国本土から香港や他の国へと移動するようになっている。このようなことは二〇年前には考えられなかったことである。経済発展およびグローバル化による人の移動の増加が、SARSの流行の拡大に大きく影響していたことになる。メキシコの一地方で発生したと考えられている二〇〇九年の新型インフルエンザが数週間で世界中に広がってしまったように、世界の片隅で起きた感染症の流行が世界中に広がっていく可能性は常にあるということを念頭に置いた上で、これからの国際的な感染症対策の枠組みを構築していく必要がある。

2　地球規模の健康問題

前節でみたような新興感染症の問題は新聞・テレビなどで取り上げられることも多く、一般にも広く知られているが、実際の地球規模での被害の程度から見るとより深刻な被害をもたらしている感染症は他にも数多く存在している。まず、地球規模での「三大感染症」とも言われる、エイズ、結核、マラリアの問題がある。エイズは一九八〇年代にその原因がヒト免疫不全ウイルス(HIV)であることが解明された。その後このウイルスはアフリカを中心として急速に広がり、現在では三〇〇〇万人以上の人がこのウイルスに感染しており、毎年約二〇〇万人が死亡していると考えられている。世界全体の三〇〇〇万人の感染者のうち二〇〇〇万人以上をアフリカが占めており、アフリカの国の中には成人の四分の一以上が感染している国もあり、深刻な社会問題となっている。近年多くの抗ウイルス薬が開発され、HIV感染は先進国においては治療可能な感染症となりつつあるが、いずれの薬も高価であり途上国に住む多くの感染者が抗ウイルス薬の治療が受けられずにいる。

結核も世界規模で深刻な被害を引き起こしている。世界の人口の約三分の一が結核に感染していると考えられており、二〇〇八年には約一三〇万人が結核で死亡していると推計されている。結核の死亡もその多くは途上国で起きており、とくにアジアやアフリカでの死亡が多い。抗結核薬が効かなくなる薬剤耐性結核も増えており、これからの結核対策の大きな課題となっている。また、ＨＩＶ感染に合併する結核もアフリカなどで急速に増えている。

マラリアも熱帯地域を中心として、公衆衛生上の大きな問題となっている。世界中で三三億人、つまり世界の人口のほぼ半分がマラリアの危険性のある地域に住んでいるとされている。二〇〇八年には、二億五〇〇〇万人以上の患者が発生し、一〇〇万人以上がマラリアで死亡したと推計されており、死亡者の多くがアフリカの小児である。マラリアは媒介蚊のコントロールなどにより予防可能な疾患であるが、実際には予防のための資金不足などにより今もなお途上国を中心に多くの感染者が出ている。

このような「三大感染症」については、二〇〇〇年に行われた九州沖縄サミットをきっかけとして設立された世界エイズ・結核・マラリア対策基金（世界基金）などを通じてかなりの程度の資金提供が行われるようになってきている。これにより、まだ十分とは言えないまでもこれら三大感染症についての対策は大きく進展してきている。

しかし、世界規模での被害を考えた場合、これ以外にも多くの重要な疾患が存在することを忘れてはいけない。世界中で毎年、九〇〇万人近くの五歳未満の小児が死亡していると推計されており、そのほとんどが発展途上国で起きている。その死亡原因として最も重要なのは肺炎であり二番目は下痢症が占めている。つまり、世界中で途上国を中心に多くの子供たちが死亡しているが、その死亡原因の多くは肺炎や下痢症というような先進国でもよく見られる病気であるということになる。ではなぜ、途上国では子供たちがこのような疾患で亡くなってしまうのであろうか。一つには栄養不良などにより病気に対する抵抗力がないということがある。さらに医療費が払えない、病院が近くにないなどの理由できちんとした治療が受けられずに死亡してしまう子供が多いということがある。近年の経済発展により、途上国でも都市部の富裕層は近代的な医療を受けられるようになっているが、一方で農村部や都市部の貧困層の子供たちはそのような医療を受けることもなく死亡しているというのが現実である。

地球規模の大きな課題となっている地球温暖化もさまざまな形で人間の健康に影響を与える可能性がある。温暖化の直接の健康への影響としては熱波などの高温気候の影響がある。二〇〇三年の夏にヨーロッパを襲った熱波により高齢者を中心に多くの人が死亡したが、さらに温暖化が進展すればこのような被害が増える可能性がある。また、温暖化とともに感染症を媒介する蚊などの生息域が拡大し、それによってこれまでは熱帯にしかみられなかったような感染症の流行地域が拡大するという懸念もある。実際に、これまで東南アジアや中南米などの熱帯地域のみで流行していたデング熱というウイルス感染症の流行地域が最近徐々に拡大していることがわかっており、アジアではこれまで流行のなかった台湾などでも流行が起きるようになっている。さらに、温暖化にともなう気温や降雨量の変化は、農作物や水といった生活に直結する資源に影響を与える可能性がある。その結果、栄養不良、水や食物に関連した感染症の増加といったことも起こる可能性がある。とくに干ばつにともなう栄養不良や下痢症は現在でも途上国での大きな問題であり、今後このような被害がさらに増大していくことが懸念される。

3　地球規模の問題にどう取り組んでいったらいいのか

グローバル化の進展とともに、新興感染症など健康に対するリスクもグローバル化している。このようなグローバル化した問題には、一国だけで対応することはできず、国際的な協調が必要となる。二〇〇三年にＳＡＲＳが発生した際に、最初に流行の起きた中国が十分な情報を提供しなかったことが、その後の流行の拡大につながったとして中国が強い非難を受けることになった。また、このような国際的な流行に際し、情報共有などに関する国際的な枠組みがないことが問題となった。ＳＡＲＳの流行を受け、ＷＨＯは国際保健規則（ＩＨＲ）の改定を二〇〇五年に行った。国際保健規則は国境を越えて広がる感染症の問題に対応する国際的な枠組みとして、一九六九年に作られたものである。しかし、一九六九年にできた国際保健規則は、コレラ・ペスト・黄熱病の三疾患しか対象としていないことや、船による移動が中心だった時代の対策が中心で航空機による人や物の大量輸送の時代に対応できていないことなど多くの問題を抱えていた。二〇〇五年に改定された国際保健規則（ＩＨＲ２００５）では、特定の病気だけを対象とするのではなく、国際的に公衆衛生上の脅威となりうるあらゆる事態を対象としている。そのような事態が起きた場合には、直ちにＷＨＯに報告することが各国に義務付けられており、また各国はそのような事態に対応するために必要な能力を持つことが求められている。しかし、実際には報告義務があると言っても、報告しなかった場合の罰則などは規定されておらず強い強制力を持つものではない。改定された国際保健規則が実施されたのが二〇〇七年からであるが、実施されてすぐに難しい問題に直面することになる。

前述のように二〇〇三年末から高病原性鳥インフルエンザＨ５Ｎ１の流行が世界中に広がっていたが、二〇〇六年以降、人での感染者および死亡者が最も多く報告されていたのはインドネシアであった。このＨ５Ｎ１ウイルスが人から人に感染するようになって新型インフルエンザとなった場合、大きな被害が起こることが危惧されており、Ｈ５Ｎ１に対するワクチンをできるだけ早く生産する体制を作ることが求められていた。しかし、同じH５N１ウイルスであっても、ウイルスは常に変化していくために、最新のウイルスに対応できるワクチンを開発しておく必要がある。そのためには、その時々に流行しているウイルスをリアルタイムに解析しなくてはならない。とくに、人から分離されたウイルスを解析することは、ワクチン開発にとって非常に重要である。ところが、最も多くの人での感染が報告されているインドネシア政府が突然、ＷＨＯに対しH５N１に関する情報やウイルスを提供することを拒否したのである。これは明らかに国際保健規則の規定に反する行為である。世界のインフルエンザワクチンの生産能力は限られており、その大半は先進国に存在する。また、インフルエンザワクチンは高価であるために、その使用も先進国に大きく偏っている。インドネシアの言い分は、インドネシアがH５N１ウイルスをＷＨＯに提供しても、そのウイルスを使って作られたワクチンの恩恵を受けるのは先進国に限られており、インドネシアを含む途上国は何も恩恵を受けられないというものであった。このインドネシアの言い分は多くの途上国に支持されており、その後世界保健総会などでも何度も議論されてきたが、いまだに結論が得られていない。

国際保健規則の理念は、国際的な感染症などの脅威に対し国際社会が協力することで、その被害を最小限に抑えようとするものである。このH５N１ウイルスをめぐる問題では発展途上国と先進国の利害対立の中で、この理念に沿った対応ができなかったということになる。しかし、インドネシアを一方的に非難することも適切ではない。インフルエンザワクチンの問題だけではなく、発展途上国と先進国の間に医療をめぐる大きな格差が存在する。この格差を埋めていかない限り、本当の意味で国際的な脅威に対応できるシステムを構築することはできない。国際社会の安全を守るためにウイルスや情報を共有する必要があると先進国が主張しても、その守るべき「国際社会」が富める国だけを含み、貧しい国を含まないとすれば、先進国の主張は説得力を持たない。二〇〇九年のH１N１による新型インフルエンザの発生時には、先進国およびワクチンメーカーにワクチンの供与を呼び掛けた。しかし当初は先進国でもワクチンが大きく不足するという状況であり、ワクチンが迅速に集まったとは言えない状況であった。また手続きの問題などがあり、実際に供与されたワクチンが発展途上国に着いたのは二〇一〇年になってからであった。多くの発展途上国にワクチンが供与された時点でほとんどの国で第一波の流行は終わっていた。

国際的な感染症の脅威を論じる時に、「感染症に国境はない」ということがよく言われるが、とくにグローバル化した現代社会で感染症が国境を越えて広がっていくリスクはますます増大していくものと考えられる。また莫大な量の食品や食材が国境を越えて輸出入されている現在、微生物や化学物質に汚染された食品や食材が国境を越えて健康被害を起こすといったことも日常的に起きている。地球温暖化を含む環境問題も一国だけの対応で解決できる問題ではなく、地球規模での取組みが必要である。つまり、このようなグローバルな課題に関してはグローバルな解決策が必要である。しかし、いまだに世界はそのようなグローバルな解決策を見いだせないでいる。その最大の原因は各国がいまだに自国の利益を最優先し、グローバルな視点に立った解決策がとれていないということである。高病原性鳥インフルエンザの問題にしても、このウイルスが新型インフルエンザとなりパンデミックを起こせば大きな被害が起きるという危機感は多くの国が共有していたはずである。そういった事態に至ることを防ぐために先進国も資金援助をし、途上国も積極的な対策を行ってきた。しかし、そのような国際協調を推進してきたのは、各国が自国で起こる被害をできるだけ避けたいという国単位での考え方であった。先進国の側にも人類全体の被害をいかに最小限に抑えるかというよりもまず、自国の被害を最小限に抑えるという視点があったことは否定できない。少なくとも、実際にパンデミックが起きた時にワクチンを世界で共有するようなメカニズムが存在しなかったことは事実である。そのためにインドネシアの主張が多くの途上国に受け入れられることになったわけである。しかし、一方でインドネシアがとったような対応をとることは国際社会を健康危機から守るために適切ではないことも明らかである。

地球温暖化に関する温室効果ガスの排出削減の議論で、各国が自国の利益を優先させたために合意に至っていないのも、基本的には同じような構図であると言える。世界的な経済危機による各国の財政悪化を理由として、日本も途上国への政府開発援助の額を減らし続けている。日本で失業者が増え続けている中でどうして途上国への援助をしなくてはいけないのかという議論も、自分たちの国の利益を優先するもので、広く世界に目を向けた議論ではないだろう。一日当たり一ドル以下の生活費で生活している人が世界の人口の五分の一を占めるという事実も忘れてはいけないはずである。

自国の利益が優先され、真にグローバルな視点に立った解決策が見いだせないという根本的な問題に我々はどう対処したらいいのであろうか。その鍵となるのは他国で起きている問題をいかに自分たちの問題として共有できるかどうかであると私は考えている。自分の身近にいる人が被害を受ける、あるいは自分の身近な人でなくても同じ国の中で被害が起きれば我々は自分たちの問題としてとらえることができる。ところが、他の国で起きる被害については、自分たちの問題としてとらえることが難しい。

しかし、他の国の人たちの状況にも少しだけ想像力を働かせれば、パンデミックが広がった時に薬もワクチンもなく苦しんでいる人たちが世界の中にはたくさんいるということに思い至るはずである。また数百万人の子供たちが肺炎や下痢症で毎年死んでいることを、自分の身近な問題として考えることができれば、ともにその問題に取り組んでいくことが可能になるはずである。地球上のさまざまなところで起きている問題を自分たちの問題としてとらえるということがいま求められている。世界全体のグローバルな課題をグローバルな視点から考えることは二一世紀の世界に暮らす我々の責務である。

第Ⅲ部　未来の医学・医療

第7章　臓器はよみがえる

岡野栄之

1　再生とは？

いま再生医学・再生医療という分野に注目が集まっている。病気や怪我などで傷ついた人体の様々な細胞・組織・臓器を元通りに、あるいは機能的に修復する医療の開発を目指し、生物学の古典的な研究テーマである「再生」(Regeneration)が、一〇年ほど前から大きくクローズアップされるようになった[1]。

「再生」という現象は生体の失われた細胞・組織・臓器の一部が、幹細胞の増殖・分化や分化した細胞の分化転換によって補われることと定義される。二〇世紀の終わり頃までは再生の研究は、プラナリアやイモリなど、再生能力の高い生物を用いて主に進められてきた。プラナリアは、川や池などに生息する体長約一センチメートル程度の生物であるが、おそるべき再生能力を有することが知られている。たとえば、一匹のプラナリアの体をいくつかの断片に切り分けても、それぞれが一匹のプラナリア個体として再生する。再生した個体は、光に応答して動いたり、えさを食べたり、機能的にも完全な個体である。この再生過程では、頭を失ったプラナリアは頭を再生し、頭のみになったプラナリアは、頭より下の部分を再生することが観察される。チャンピオン記録では、もとの体の二七九分の一しかない断片から、一匹の完全なプラナリア個体が再生したという報告もある(2)。

このようなプラナリアのおそるべき再生能力は、どんな細胞にもなれる「幹細胞」が体のいたる所に存在していることに起因するのがわかってきた。このどんな細胞にもなれる(分化できる)能力を「全能性(totipotent)」とよんでいる。残念ながら地球上のすべての動物がプラナリアのような優れた再生能力をもっているわけではなく、プラナリアのような動物はむしろ稀である。

一方、脊椎動物(背骨のある動物)の中でも、際だった再生能力を示すのがイモリである。イモリは、四本の脚を切断しても、ほんの一〜三カ月で完全に再生される。眼のレンズをくり抜いても再生してくる。また、幼生のイモリでは脳の再生も可能である。イモリの再生能力については、わが国においても長年研究がなされており、プラナリアのような「全能性」の幹細胞が、体中に存在するのではなく、損傷によって特定の細胞にしかならないような幹細胞(体性幹細胞・後述）が活性化あるいは誘導されてきて、失われた部分を再生するのだということが次第にわかってきている。

では、われわれ人間の再生能力はどのようになっているのであろうか？　無論、われわれ人間が手足を失えば、それは二度と生えてくるものではない。永久歯が抜けてもそれが生えてくることはない。では、われわれ人間は再生能力をまったく失ってしまったかというと、そうでもない。われわれ大人の人体は、おおよそ六〇兆個の細胞からなっているが、その中で日々再生されている部分もある。最たる例は、髪の毛や爪は、切ってもまた生えてくるという現象である。転んで怪我をしても、いずれ傷口は治癒する。ここでは、破壊された細胞、傷ついた細胞が死に、除去され、新しい細胞がそれを補うという組織修復・再生が起きている。

また、怪我や人為的な切断をしなくても、細胞の補充という現象は日常的に起きている。皮膚の表層の表皮細胞は、表皮細胞が生まれてから数十日もたつと、皮膚の表面から垢となってはがれ落ちるが、皮膚がだんだん薄くなり、なくなってしまうことはない。それは、表皮細胞を作る元の細胞である「幹細胞」が分裂し、新しい表皮細胞を作り、毎日脱落分を補うので、皮膚という構造が保たれるからである。このような細胞の生理的な新陳代謝も、極言すれば、再生現象の一つと考えられ、そこでは「幹細胞」という細胞が主役を演じている。

それでも、われわれ人体に備わる再生能力は、プラナリアやイモリに比べればかなり限られ

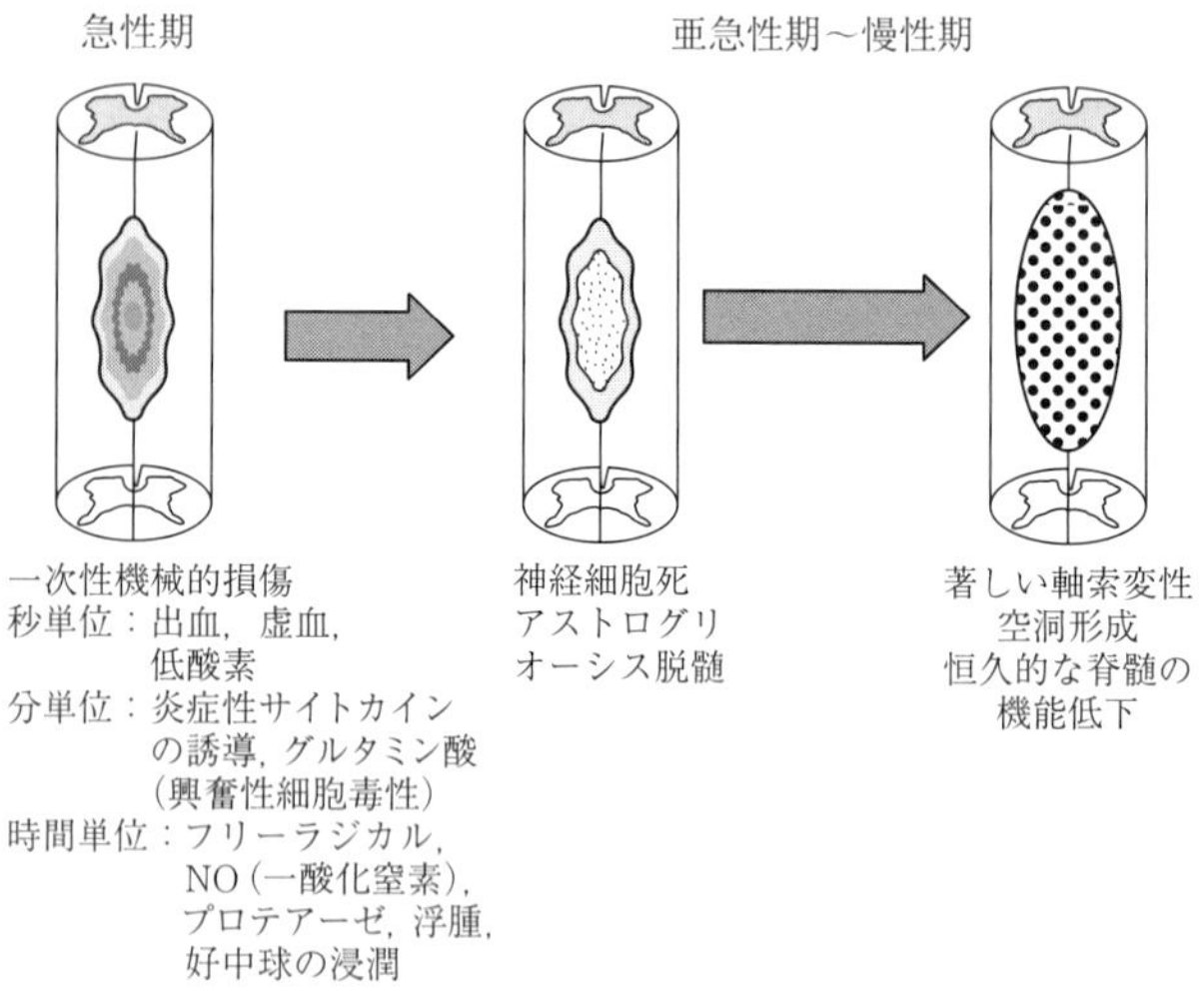

図 7-1　脊髄損傷の時期特異的な病態

Okano H: Neural stem cells and strategies for the regeneration of the central nervous system. Proc. Jpn. Acad., Ser. B. 86, 2010（文献(3)）より改変・転載

たものである。損傷した中枢神経系の組織構築が元通り自然治癒することはない。切除された腎臓がまるごと再生されることも無論ない。このような人間の再生能力の限界は、様々な疾患の発症とも関係しており、よく知られるところでは、Ｉ型糖尿病や神経にかかわる様々な疾患を挙げることができる。膵臓のランゲルハンス島でインスリンという血糖値を下げるホルモンを産生するベータ細胞が自己免疫疾患などで破壊されてしまったようなＩ型糖尿病では、ベータ細胞の再生能力が低いために（ただし、まったくゼロというわけでもないことが最近の研究でわかってきてい

る)、一生インスリンを投与し続ける必要がある。脊髄損傷は、自動車事故やスポーツ外傷などの物理的な脊髄のダメージ(一次損傷)によって引き起こされる疾患である。一次損傷に引き続き、分単位・時間単位・日単位で多くの炎症性の反応が起こり、さらにニューロンの細胞死、神経軸索の脱髄、神経軸索の変性などの組織損傷(二次損傷)が日を追うごとに進行していく(図7-1)[3]。神経軸索の発芽や再髄鞘化などの組織修復反応も一部起きるものと考えられているが、とても損傷した脊髄組織全体を修復するまでに至らない。

一方、脳梗塞などで、脳の組織に広汎なダメージが起きる場合、内在性の脳の幹細胞が活性化され、正常時ではニューロンの産生が起きないような領域においても、ニューロン産生が誘導され、このようにしてできた新しいニューロンは脳梗塞の病巣周囲へ移動することがわかってきている。移動した新しいニューロンの中には、ホストのニューロンとシナプスを作るものまで散見される。

こうした疾患時に起こる神経細胞の分化・増殖は、立派な再生現象ということができる。それまで、いったん損傷した中枢神経系は二度と再生しないと考えられてきただけに、これらの現象が観察されたことはある意味大きな驚きであった。しかしながら、損傷によって誘導される哺乳類の成体脳のニューロン新生は、たとえ起きたとしてもごくわずかであり、しかも新しく生まれたニューロンの大部分は既存の神経回路の中に組み込まれないため、長生きしないことがわかってきた。このような状況により、やはり脳梗塞などで広範に破壊された脳組織は、ヒトにもともと備わっている再生能力だけではとても修復しきれないのである。一方、脳梗塞後の患者さんの機能回復は、破壊された脳組織が修復することより、主に残存した脳の活性化などを伴う機能代償などによることがわかってきている。

2 再生医学・再生医療とは?

このように、ヒトの有する再生能力は限られているものの、再生能力の高い動物に備わっている組織修復メカニズムの解明が進んだり、幹細胞に関する知識が深まってきたことで、今世紀に入ってから、哺乳動物を対象とし、発生過程を一部再現させることにより臓器再生を目指そうという新しい学問潮流が生まれつつある。そして、こうした知見に立脚した治療哲学である「再生医学」(その実践が「再生医療」)が二一世紀の医学の進むべき一つの方向であると期待されている。

イモリやプラナリアの例を見るとよくわかるように、再生を誘導するためには、いろいろな臓器を作るもとになる細胞である「幹細胞」が重要である。幹細胞には、各々の臓器に固有の幹細胞である体性幹細胞(造血幹細胞、神経幹細胞など)の他に、初期胚由来の多能性幹細胞(内胚葉・中胚葉・外胚葉の三胚葉に分化できる能力を「多能性」とよぶ)であるES細胞(Embryonic Stem Cells：胚性幹細胞)が含まれる。マウスES細胞は、一九八一年にマーチン・エバンスらによって樹立され、その後マリオ・カペッキーらによる相同組換え技術の開発と組み合わせて、ノックイン・ノックアウトマウスなど、遺伝子改変マウスの作成に広く使われるようになった。ES細胞は、シャーレの中で三胚葉性の分化能、すなわち多能性(胎盤を構成する細胞へは分化できないため、全能性とは言わない)を示すため、試験管内で多様な細胞を作り出す研究が二〇世紀末から急速に進展した。

一方、ジェイムズ・トムソンらは、一九九八年に、生殖補助医療の際に得られる余剰胚を用いて、ヒトES細胞を樹立した。ES細胞の特徴は、その多能性により体を構成する様々な細胞へ分化できること、そしてその能力を維持したまま無限に増えることができることである。すなわち、ヒトの体を構成する様々な細胞を、試験管内で大量生産することが可能になったのである。これは、再生医療への応用を考えると莫大な利用価値があることを示す。すなわち、ヒトES細胞を用いて、インスリン産生細胞(膵ベータ細胞)、神経系の細胞、肝細胞、血液細胞、心筋、骨、軟骨、網膜、角膜、骨格筋などの細胞を大量生産することが可能になるならば、それらは、各々、I型糖尿病、神経系の疾患(パーキンソン病、脳梗塞、脊髄損傷、アルツハイマー病)、血液疾患(白血病、免疫不全症)、オステオポローシス、骨軟骨症、網膜色素変性症、スティーブンス・ジョンソン症候群などの角膜傷害、筋ジストロフィーなどの難治性疾患を標的とした再生医療への応用が期待できる。そうしたことから再生医療の実現化が叫ばれ、米国ではジェロン社やステムセル社などの再生医療に特化したバイオベンチャーが続々と生まれていったのが二一世紀初頭の頃の情勢であった。

では、このような基礎研究・前臨床研究の発展と相まって、実際の再生医療は、どのような形で、いつからスタートするのであろうか？　実は、対象臓器や疾患によっては、すでに始まっているものもあり、その一方まだまだ基礎的検討や動物実験の段階のものもある。

幹細胞を用いた再生医療で最も歴史の古いものが、造血能の再建を目指した骨髄移植であり、これはすでに一般医療となっている。また、閉塞性動脈硬化症（ASO）などの閉塞性の血管系の疾患における血管再建を目的として患部へ本人由来の骨髄細胞を投与する臨床研究は、わが国において先進医療の一つとしていくつかの施設で始まっている。一方、骨髄や臍帯血からCD34（ヒト造血幹細胞で選択的に発現する細胞表面マーカー分子）が陽性である細胞を集め、試験管内で造血幹細胞を増やしてから患者さんへ投与するとなると、一般医療ではなく、先端医療として扱われる。さらにヒトES細胞を用いた細胞治療となると、もっと先の議論になる。

このような再生医学・再生医療研究が進展する状況を鑑みて、厚生労働省は、「ヒト幹細胞を用いる臨床研究に関する指針」を策定し、二〇〇六年九月から施行されるに至った。本指針では、「ヒト幹細胞」とは、ヒトES細胞以外のヒト幹細胞の総称を指し、「ヒト幹細胞等」とはヒト幹細胞およびヒト幹細胞由来の細胞の総称であり、この指針の適用範囲は、ヒト幹細胞等を用いる臨床となるが、薬事法や既存の指針において規制されているものは除かれている。そして、この指針の基本原則として、幹細胞を用いた臨床研究を行う際は、(1)安全性と有効性の確保、(2)倫理性の担保(重要な点であるが、当該組織の倫理審査委員会と中央審査会の二重審査となる)、(3)事前の十分な説明に基づくドナーおよび被験者の同意の確保、(4)ヒト幹細胞臨床研究に使用されるヒト幹細胞等の品質の確認、(5)公衆衛生上の安全の配慮、(6)情報の公開、(7)個人情報の保護などの項目のすべての要件に適合するものでなければならないこととされている。

当初の指針ではヒトES細胞の臨床治験に関してはその範囲に含まれてはいなかったが、二〇〇六年以降の再生医学・再生医療研究の進展は目覚ましく、後述するようにヒトES細胞の臨床治験も現実になりつつある世界の状況も鑑みて、二〇一〇年に見直しが検討され、ヒトES細胞はいまだ検討中であるものの、多能性幹細胞であるヒトiPS細胞はこの指針の対象となった。

これまでに同指針で承認された臨床研究のほとんどが自己細胞を用いたものであるが、同種他家移植で承認された課題の一つに、慶應義塾大学医学部・眼科学教室坪田一男教授らの角膜上皮幹細胞不全症への幹細胞を含む角膜上皮シート移植が挙げられる。同研究の申請は、二〇〇九年一月には眼科領域では初めて厚生労働省の「ヒト幹細胞を用いる臨床研究に関する指針」の承認を受けた。同年一一月には、学内のセルプロセシングセンター(CPC)を活用し、ドナー角膜由来幹細胞をドナー骨髄間葉系幹細胞と共培養して移植可能な上皮シートを作成する技術を用いて、男性患者に対して第一例目となる移植手術に成功した。術後の経過は良好であり、二〇一〇年六月には二例目の移植が行われ、PhaseI-II 研究が継続されている。

一方米国では、厚生労働省に相当するFDAによって承認された幹細胞を用いた治験がスタートしていることが注目に値する。二〇〇七年に死亡胎児由来の神経幹細胞を利用したライソゾーム蓄積症である Batten 病患者に対する PhaseI clinical trial を開始し、すでに PhaseI clinical trial が完了している。また、二〇〇八年末、FDAは申請されていた先天性ミエリン形成不全病(Pelizaeus-Merzbacher Disease(PMD))に対する治験を承認した。二〇〇九年一月、FDAはジェロン社が申請していたヒトES細胞から誘導したオリゴデンドロサイト前駆細胞を用いた脊髄損傷に対する PhaseI の治験開始をいったんは承認した。その後、安全性確認のためのいくつかの追加実験を要求され、ペンディング状態となっていたが、最終的には二〇一〇年六月に正式に承認されついに二〇一〇年一〇月に世界初のヒトES細胞を用いた臨床研究が早晩スタートするに至った。

3　免疫学的拒絶反応への対処

米国での治験の状況からも、胎児由来神経前駆細胞、ＥＳ細胞由来神経前駆細胞は、ともに脊髄損傷の治療において有用な細胞となりうる。しかし、ＥＳ細胞由来の細胞は、もともとは「他人」の細胞であるために、現在行われている臓器移植などと同様に、臨床応用に際し免疫学的拒絶反応の問題を避けられない。

免疫学的拒絶の問題をクリアするためには、いくつかの方法が考えうる。一つは自家細胞移植である。自らの骨髄細胞（おそらくはその中に含まれる間葉系幹細胞）を用いた骨、軟骨、さらには心筋再生の臨床研究が国内外で行われている。こういった自家細胞を用いた再生医療は、細胞を特に加工しなくても、治療に使えることが多いため、一定の基準を満たした医療機関や大学病院等で普及していくだろう。一方、骨髄の細胞あるいは間葉系幹細胞は、その発生学的な起源が単一ではなく、一部は神経堤という外胚葉に由来していることも明らかとなってきている。このため、脊髄損傷や末梢神経損傷の治療にこれらの細胞を用いることも期待されている。

では、多能性幹細胞の治療に伴う免疫学的拒絶反応にはどのように対処できるのであろうか？　多能性幹細胞を用いた再生医療における免疫学的拒絶反応の回避には、いくつかの方法がある。ひとつは、自己・非自己の区別と免疫応答を担うＨＬＡ遺伝子座の多様性に対応した多能性幹細胞バンクの構築である。京都大学の中辻憲夫教授らは、日本人ドナー由来一七〇胚から作成したヒトＥＳ細胞のバンク構築をすることにより、ＨＬＡ１座ミスマッチの範囲で八〇％の日本人に適合するヒトＥＳ細胞を供給できる可能性を示唆している。

さらに、クローン技術を用いた、クローン胚由来ＥＳ細胞を作成するという手段も考えられている。クローンとは、一卵性双生児のように「ある個体とまったく同一の遺伝情報を有する別の個体」を意味する。一九六二年、英国のジョン・ガードンは、カエルの腸管の核を卵のものと置き換えると、卵の中で核が初期化することを示した。さらに哺乳類では、英国のイアン・ウィルマットは、羊の成体の乳腺細胞を、あらかじめ除核した卵子に注入し（このプロセスを体細胞核移植 somatic cell nuclear transfer，ｓｃｎｔという）、有名なクローン羊ドリーを誕生させた。ドリーは、乳腺細胞を採取した羊と同じ遺伝情報をもっている。このドリー誕生に至る体細胞核移植技術は、免疫学的拒絶反応のないＥＳ細胞の作成につながるものである。ＥＳ細胞由来の細胞の移植の対象となる患者さんの皮膚などの体細胞を採取し、その細胞（あるいはその細胞の核）を女性から提供を受けた卵子（核移植前には卵子由来の核を除核しておく）に注入し、この核移植卵を活性化し細胞分裂を促し、胚盤胞（クローン胚）まで育て、そこからＥＳ細胞を樹立するという一連の操作により、クローン胚由来ＥＳ細胞（ｓｃｎｔＥＳ細胞）の作成が理論的には可能となる。

ｓｃｎｔＥＳ細胞は、マウスでは成功していたが、ヒトでは技術的に難しいとされていた。それが、二〇〇四年と翌〇五年に相次いでヒトｓｃｎｔＥＳ細胞作成に成功したという、韓国の黄教授のセンセーショナルな報告があった。しかしながら、二〇〇六年には、結局これらは捏造であることが判明し、世界中に大きな衝撃を与えた。ヒトｓｃｎｔＥＳ細胞の樹立には黄教授事件以降も世界中のいくつかの研究機関で試みられているが、ヒトクローン胚までは作成できるものの、二〇一〇年三月の段階では、いまだに成功していない状況である。

一方、オレゴン大学のグループはマカクサルで、ｓｃｎｔＥＳ細胞の樹立に成功している。わが国では、ヒトｓｃｎｔＥＳ細胞の作成が総合科学技術会議で難病の治療法開発に限定する条件で認められており、二〇〇九年七月二九日に発表された「ヒトＥＳ細胞の樹立及び使用に関する指針（ＥＳ指針）」の中でその作成に関わる規則が記載されている。このように、様々な研究の進展や事件を踏まえて、ヒトｓｃｎｔＥＳ細胞の作成に関するルールがわが国で作られたが、卵子提供者への負担やクローン胚作成は、クローン人間作成につながる行為であるという生命倫理的な問題があり、しかも技術的にもいまだ誰も成功していない難しい領域であるなどのことから、このヒトｓｃｎｔＥＳ細胞の作成研究は、実際にはわが国では普及していない。

4　人工多能性幹細胞（ｉＰＳ細胞）技術の登場と台頭

一方、二〇〇六年に彗星のごとく現れた、クローン胚を用いない自己細胞由来の多能性幹細胞を作成する技術がｉＰＳ細胞技術である。

京都大学の山中伸弥教授らにより、二〇〇六年にはマウス、翌二〇〇七年には、ヒト線維芽細胞より、人工多能性幹細胞（induced pluripotent stem cells：ｉＰＳ細胞）が樹立された。ｉＰＳ細胞は、マウスおよびヒト線維芽細胞にOct3/4、Sox2、Klf4およびc-Mycの三つまたは四つの転写因子を導入することで体細胞をリプログラミングし、ＥＳ細胞に類似した増殖能・分化能をもつ多能性幹細胞であり、ＥＳ細胞（胚性幹細胞）に似た形態、遺伝子発現様式をもち、また、高い増殖能性と様々な組織の細胞に分化できる多能性をあわせもっている。自家組織が細胞の供給源となりうるため免疫学的拒絶反応やＥＳ細胞に伴う初期胚滅失の問題が解決でき、将来、細胞移植治療などの再生医療への応用が期待されている。

しかし、それに先立ち、ｉＰＳ細胞の治療効果はもとより、安全性についての厳格な評価が必要であると考えられる。ｉＰＳ細胞は、外来遺伝子を導入していること、リプログラミングが必ずしも完全ではない可能性があること、分化誘導後の未分化細胞の残存などによる腫瘍化の危険性が危惧される。移植療法の臨床応用に向けて克服しなくてはならないのが、この腫瘍化という問題である。つまり、移植細胞の質とその安全性の担保が今後の課題といえる。

体細胞の由来や樹立法が異なる、様々なマウスｉＰＳ細胞から神経系前駆細胞を分化誘導し、マウス脳へ移植の結果、ｉＰＳ細胞の樹立に用いた体細胞の由来が移植安全性に大きく影響することが示されている。これらの結果は、どのような細胞からｉＰＳ細胞を作るかという選択の重要性や、数多くのｉＰＳ細胞株の中から移植安全性に優れた株を評価、選抜する方法の重要性といったことを示しており、ヒトｉＰＳ細胞を用いた細胞療法の臨床応用に向け大きな方向性を提示したといえるであろう。

一方、種々のマウスｉＰＳ細胞株から選ばれた「安全な」細胞株から誘導した神経幹細胞を、脊髄損傷モデルマウスへと移植を行い、良好な機能回復を得ることが報告されている。この機能回復は、移植細胞による再髄鞘化及び軸索誘導によるものと考えられる。一方で、腫瘍形成の可能性がある「危険な」クローン由来の神経幹細胞を損傷脊髄へ移植すると、一時的には機能回復が得られるものの、移植細胞からの腫瘍形成・増大に伴い、得られた機能回復が失われることも示されている。これらの成果より、ｉＰＳ細胞を移植療法に用いる前に、安全性について十分な評価を行うことが重要であるのがわかる。

このようにｉＰＳ細胞研究は、急速な進展を示す中、国際的な競争も激しくなってきている。

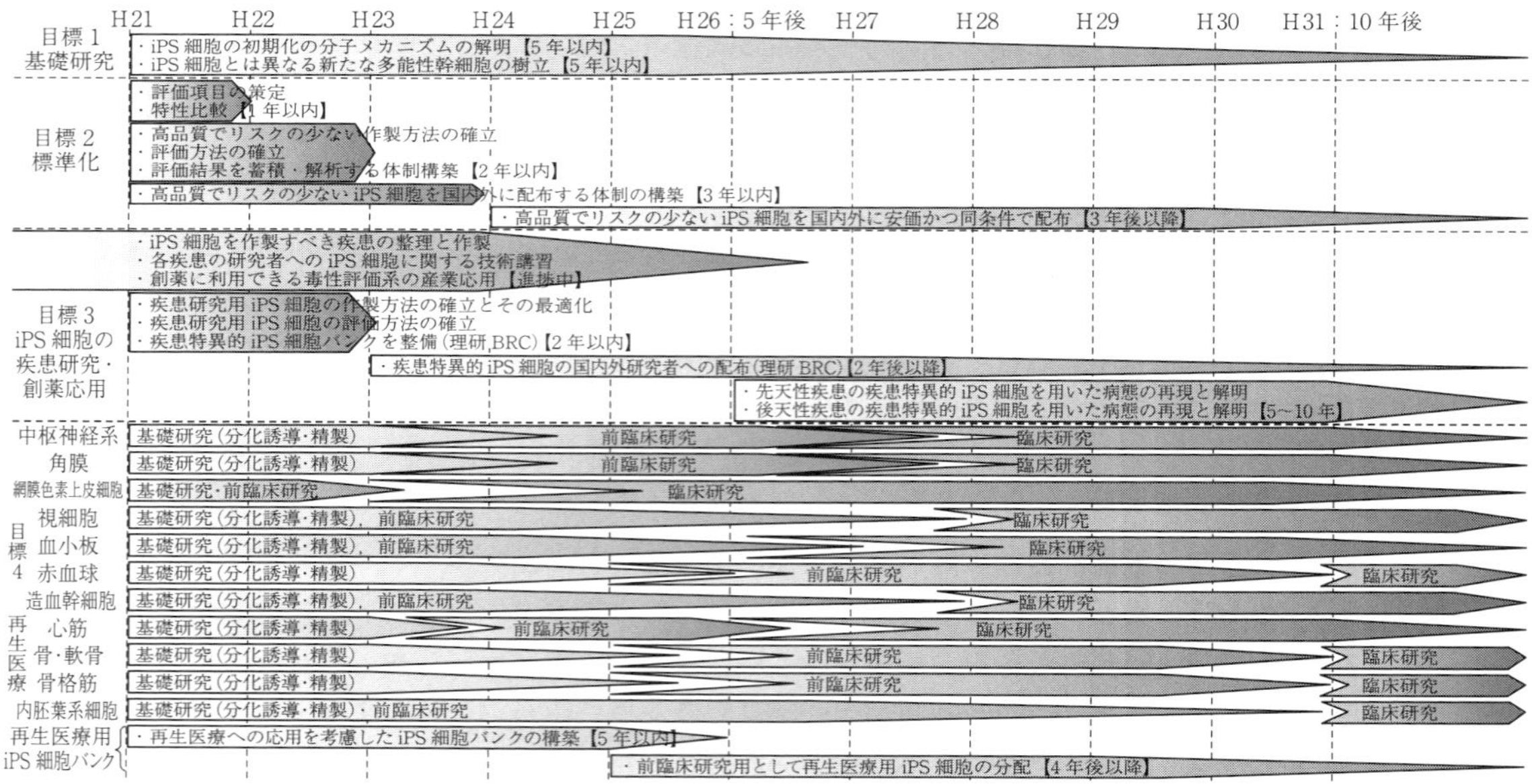

図 7-2　iPS 細胞研究ロードマップ．文部科学省ホームページより
http://www.lifescience.mext.go.jp/download/news/ips_090624.pdf

この状況を鑑みて、文部科学省は、iPS細胞に関する研究を戦略的に進めていくための支援策を取りまとめた「iPS細胞研究等の加速に向けた総合戦略」を二〇〇七年一二月に発表した。ヒトiPS細胞等研究拠点整備事業も、この戦略の一環であり、同事業の公募が二〇〇八年一月から二月初めにかけて行われ、京都大学、東京大学、慶應義塾大学、理化学研究所が拠点研究機関に選出され、わが国のiPS細胞研究の牽引役を担っている。

また、経済産業省や厚生労働省からもiPS細胞研究関連のグラントが制定された。また、文部科学省では、iPS細胞研究の成果が少しでも早く臨床応用され、難病に苦しむ世界中の患者の福音となるよう、研究を総合的かつ効率的に進めるべく、二〇〇九年六月には「iPS細胞研究ロードマップ」として今後のiPS細胞研究に関してより具体的な目標設定を発表している。ここでは、再生医療と関連して、再生医療研究(iPS細胞から分化誘導された細胞・組織を用いた細胞・組織移植等の治療技術の前臨床研究及び臨床研究)についておよそ一〇年後までの到達目標が設定されている(図7-2)。

5　おわりに

古典的な発生学の研究テーマであった再生を、ヒトを対象とした医療技術へトランスレートしようとする再生医学・再生医療研究が幾多のドラマを経て、まさにいま佳境にさしかかろうとしている。文部科学省からiPS細胞研究ロードマップが発表されたのも、この状況をよく反映しているといえよう。このロードマップで掲げられた目標達成のためには、基礎研究・動物を用いた前臨床研究での安全性と有効性の科学的な根拠を得ることが必要なのは自明であるが、実際に臨床応用する上での指針などの規制や社会保障制度の整備、再生医療を担うベンチャー企業の成長など社会全体で考えていかねばならないことが多いのも事実であろう。

参考文献

(1) 岡野栄之「再生医療の現状と応用」(現代生物科学入門7『再生医療生物学』)岩波書店、二〇〇九年
(2) 西川伸一監修『再生医療への道を切り開くiPS細胞 人工多能性幹細胞』Newton別冊、ニュートンプレス、二〇〇八年
(3) Okano H, Proc. Jpn. Acad., Ser. B. 86, 2010
(4) 西川伸一『痛快! 人体再生学』集英社インターナショナル、二〇〇三年

第8章　ゲノムが医療を変える

中村祐輔

二〇〇〇年六月二六日は人類にとって非常に大きなエポックとなった日であった。この日、米国ホワイトハウスで、当時のビル・クリントン大統領が、米国国立衛生研究所ヒトゲノム研究センター長のフランシス・コリンズ博士とセレラ・ゲノミクス社のクレッグ・ベンター博士を従え、ヒトゲノム配列の大半の解読が終了したことに関する記者会見を行った。テレビを通して、英国のトニー・ブレア首相も参加しており、米英の首脳がヒトゲノム研究の重要性をしっかりと認識していることを印象づけた。ホワイトハウスのプレスリリースには「彼(クリントン大統領)はこの画期的な成果を成し遂げた公的機関や企業の研究者たちを祝福した。この成果は、新しい分子医学の時代、すなわち、疾患に対する新しい予防法・診断法・治療法・根治法をもたらすに違いないであろう」とあり、ヒトゲノム研究が病気の予防、診断、治療に新しい時代を切り開くことへの期待が述べられている。

これに対して、故小渕恵三首相が例外的にこの分野を重要視したことを除き、わが国ではヒトゲノム研究の医療に対する影響が過小評価され、それが医療分野での国際競争力を一段と低下させる結果へとつながりつつある。

ヒトゲノム研究は、(1)薬を作る、(2)薬を使う、(3)健康を守るという観点で医療分野に大きな波及効果をもたらしつつある。以下、この三つの項目に分けてその重要性を解説していきたい。

1　薬を作る　ランダムスクリーニングから分子標的治療薬へ

二〇世紀と二一世紀を比べると、薬の開発方法は大きな変貌を遂げた。二〇世紀の間、治療薬の開発は大きな進展を遂げたが、海藻やキノコなどから抽出された天然物質や人工的に作られた化合物から薬として効果のあるものをランダムにスクリーニングする方法が主流であった。まず、薬があり、その作用の仕組みは後から解明されるという状況であった。しかし、二〇年ほど前から、病気や症状を起こす原因を見つけ、それを手掛かりに薬を開発する方法がとられるようになった。ヒトゲノム研究を手掛かりに、薬剤開発につながった例としては、HIV感染症に対するマラビロク(CCR5の拮抗阻害薬)や、慢性骨髄性白血病に対するグリベックなどが挙げられる。

新規のＨＩＶ治療薬は、ヒトゲノム研究、とくに、個人間のゲノム暗号の差をもとにした研究成果の典型例である。ＨＩＶ感染症は重症化するとエイズの発症を引き起こす。一九八〇年代後半にエイズが急速な広がりを見せ、そのＨＩＶ感染経路として、同性愛者間の性交や薬物使用時の注射を通しての感染が明らかにされた。これと並行して、感染リスクの高い行為をしているにもかかわらず感染しないグループの存在が知られるようになった。米国国立衛生研究所のマイケル・ディーン博士は、一九九〇年頃より感染の起こりやすさが個人間の遺伝子の違いによる可能性を考え、研究を開始した。その結果、一九九六年にＣＣＲ５という細胞の表面にある分子がＨＩＶウイルスの細胞への接着に重要な役割を果たしていること、そして、この分子に異常のある人がＨＩＶ感染症を起こしにくいことを明らかにした。

ウイルスがどんどん増殖していくには、細胞の中に入り込み、細胞の中にある分子を利用する必要があることから、この発見は細胞に入り込むために必要なＣＣＲ５分子に蓋をするような分子が治療薬として利用できる可能性を示した貴重な発見と言える。このようなアイデアで開発された新規の治療薬がＣＣＲ５の拮抗阻害薬である。まさに、ウイルスが細胞に侵入する仕組みを標的とした理にかなった治療薬である。

グリベックと呼ばれている薬は、慢性骨髄性白血病に非常に高頻度で認められる異常染色体

（フィラデルフィア染色体）の発見が発端となっている。この染色体の命名は一九六〇年に米国のフィラデルフィア市在住の二人の研究者が発見したことに由来する。ヒトの9番染色体と22番染色体が途中でちぎれ、断片が結合して生じたもので、その結果、22番染色体にあるｂｃｒ（breakpoint cluster region）遺伝子と、9番染色体にあるａｂｌ遺伝子とが融合した遺伝子ができ、これががんを起こす原因となっていることがわかっている。この正常細胞には存在しない融合遺伝子はキナーゼと呼ばれる酵素の働きをもっており、グリベックという薬はこの働きを抑えるため、がん細胞に特異的に作用する副作用のない薬剤として広く利用されている。

この異常染色体やがん特異的な遺伝子の発見は、ヒトゲノム研究が国際的に開始される以前のものであるが、新しい抗がん剤は、このようながん特異的な分子を見つけることを手掛かりに、ピンポイントでがん細胞だけを攻撃する薬剤を作り出す形で開発されつつあり、表８－１には米国の医薬食品局（ＦＤＡ）が承認した一九種類のがんの分子標的治療薬を示した。残念ながら、「日の丸」印はひとつもない。また、海外で承認されてから日本で承認を受けるまで二～六年かかっており（まだ、未承認のものもあるが）、この間、日本のがん患者さんはこれらの薬による治療を受けることができないドラッグラグという問題が生じている。

また、病気の原因を見つける研究が進んだことに加え、新しい画期的な技術の開発によって、薬物の概念が非常に多様となってきた。西洋医学で利用されてきたものは低分子化合物と呼ば

表 8-1　米国医薬食品局(FDA)が承認した 19 種類のがんの分子標的治療薬

一般名	標的分子	適応(FDA 承認年)	国内承認年
セツキシマブ	EGFR	大腸がん(2004) 頭頸部(2006)	2008. 9 未承認
パニツムマブ	EGFR	大腸がん(2006)	未承認
トラスツズマブ	HER2	乳がん(1998) 術後補助(2008)	2001. 6 2008. 2
ベバシズマブ	VEGF	大腸がん(2004) 非小細胞肺がん(2007) 乳がん(2008)	2007. 6 2009. 11 未承認
リツキシマブ	CD20	B 細胞リンパ腫(1997)	2001. 8
イブリツモマブ・チウキセタン	CD20	B 細胞リンパ腫(2002)	2008. 1
トシツモマブ-ヨウ素131I	CD20	B 細胞リンパ腫(2003)	未承認
ゲムツズマブ・オゾガマイシン	CD33	急性骨髄性白血病〈AML〉(2000)	2005. 9
アレムツズマブ	CD52	B 細胞性慢性リンパ性白血病〈B-CLL〉(2001)	未承認
ゲフィチニブ	EGFR	非小細胞肺がん(2002)	2002. 7
エルロチニブ	EGFR	非小細胞肺がん(2004)	2007. 1
ラパチニブ	HER2, EGFR	乳がん(2007)	2009
メシル酸イマチニブ	BCR-ABL, KIT, PDGFR	慢性骨髄性白血病(2001) GIST(2001)	2001. 12 2003. 7
ダサチニブ	BCR-ABL, KIT, SRC	慢性骨髄性白血病(2006)	2009
塩酸ニロチニブ	BCR-ABL, KIT, PDGFR	慢性骨髄性白血病(2007)	2009
リンゴ酸スニチニブ	VEGFR, PDGFR, KIT, FLT3	腎がん(2006) GIST(2006)	2008. 6 2008. 6
ソラフェニブ	B-RAF, VEGFR2, EGFR, PDGFR	腎がん(2005) 肝細胞がん(2007)	2008. 4 2009
ボルテゾミブ	プロテアソーム	多発性骨髄腫(2003)	2006. 12
ボリノスタット	HDACs	CTCL(2006)	未承認

れる人工的に有機化学の手法によって作られたものであったが、生物製剤(もともとわれわれの体で働いていた機能をもつタンパク質を人工的に作ったもの)、遺伝子治療薬、細胞療法、核酸医薬(DNAやRNA分子を利用したもの)、あるいは、タンパク質の一部を大腸菌などで作らせてそのもととなるタンパク質の働きを抑えたり、活性化させるような形で利用することも始まっている。タンパク質の一部分を機械的に合成して、ワクチンとして利用したがんに対する臨床試験も進んでいる。いずれにせよ、もっとも重要なプロセスは、どんな分子を標的として薬剤を開発するのかという点であり、今後開発される薬剤の共通するキーワードは「分子標的」である。

2 薬を使い分ける　コンセンサスに基づく医療からオーダーメイド医療へ

エビデンスに基づく医療(EBM)という言葉が用いられるようになって久しい。しかし、この言葉の意味するところが、米国とわが国ではかなり違ってきている。わが国では依然として、「人間はみな同じ」的発想による「統計学的な差＝エビデンス」のような解釈をする医師や研究者が多い。治療方法を標準化する場合や新規に開発された治療薬・治療法と既存のものとを比較して評価するためには、その優劣を統計学的解析に求めることは不可欠である。しかしながら、人のすべての遺伝暗号（ゲノム配列）が明らかになり、患者さんの多様性（親から子へ受け継ぐ遺伝的な多様性、がん細胞での遺伝子レベルやエピジェネティクな変化の多様性）を調べることができるようになったいま、患者集団をひとつの大きな集団としてとらえ、新旧の治療法を比較するという考え方は時代遅れになってきている。

これまでの治療薬の評価方法は、ある病気をもつ患者集団を大きなマスとして治療法の優劣を比較した、いわゆる「コンセンサス」に基づく医療であると捉えられるべきである。個別の患者さん側から見れば個々の状態を考慮に入れたエビデンスに基づいたものではない。筆者は一九九五年からオーダーメイド医療（英語ではPersonalized Medicine）という言葉を利用してきたが、欧米では「エビデンスに基づく医療」と「オーダーメイド医療」の概念が大きく重なりつつある。

まず、現状の医療現場を思い浮かべ、治療がコンセンサスに基づく「とりあえず」型治療として行われていることに異を唱える方は多くはないと思う。ある診断名のもとに多くの医師は、統計学的データや自分の体験に基づいて最も効く確率の高そうな薬剤を選び、「これでとりあえず様子をみてください」と口にする。なぜならば、表８－２に示すように、おおよそ半分の患者さんには効果があまりないか、まったく効かないからである。したがって、様子をみた上で、効果があればよしとし、具合が悪ければ薬剤の種類を変えたり、量を増減して、さらに経

表 8-2　薬剤の非有効率（低効果あるいは無効の割合）

疾患名	非有効率（%）
ぜんそく	40〜75
がん	70〜100
うつ病	20〜40
糖尿病	50〜75
消化性潰瘍	20〜70
高脂血症	30〜75
高血圧	10〜70
偏頭痛	30〜60
関節リウマチ	20〜50
統合失調症	25〜75

過をみることになる。うまくいかないのは、同じように見える病気や症状であっても、それを起こすもとになる原因（道筋）が異なっているために、投与された薬剤が的外れになっているからである。

　個々の患者さんに合っているかどうかを調べた上で、薬の投与の是非を決めるオーダーメイド医療が、がんの治療現場ではすでに始まっている。乳がんの患者さんに利用されているハーセプチンという抗体薬は、HER（ハー）という分子が乳がんの細胞でたくさん作られている場合にのみ投与が認められる。また、肺がんの分子標的治療薬イレッサは、がん細胞でEGFR（上皮成長因子受容体）分子に異常が起こっている場合に非常に効果的であることがわかっており、欧米ではこの異常を調べた上で薬の投与が決められる。これ以外にも、ゲノム解析などによって個々の患者さんごとのがん細胞の個性を判定して、治療法を選択する研究が進められ、医療現場への応用が始まりつつある。

　親から子へと受け継がれる遺伝子の多型を利用した薬剤の有効性・用量・副作用の予測法が開発され、臨床検査に取り入れられるようになってきている。有効性予測の代表的な例として乳がんの再発予防に利用されているタモキシフェンがあげられる。乳がん細胞が増殖する過程では、女性ホルモンであるエストロゲンが重要な役割をしている。このホルモンがホルモン受容体と結合することが細胞の増殖にとって不可欠である。タモキシフェンはエストロゲンに類似しており、受容体に結合することができるが、細胞が分裂する作用をもっていないため、これを投与することによってがん細胞の増殖を止めることができる。

しかし、体の中で本当に働いているのは、エストロゲンが肝臓で修飾を受けてできたエンドキシフェンという物質である。このエンドキシフェンを作り出すのに重要な酵素がＣＹＰ２Ｄ６である。最近の研究で、ＣＹＰ２Ｄ６遺伝子に個人差があり、その影響で酵素を作ることができなかったり、酵素の働きが弱まっていることがわかってきた。約二〇％の日本人はこの低い活性型タイプであり、エンドキシフェンが十分に作れず、その結果、乳がん手術の後の再発率が高いことがわかってきた。否定的な論文も発表されているが、それらの研究は、タモキシフェン以外の薬剤が併用されている、遺伝子多型をきっちり調べていない、対象患者数が少ないなど、研究デザインに欠点がある。今後、このような研究が多く行われると考えられるが、研究目的に合致した対象患者の選別や統計学的な研究デザインなどに対する教育がきわめて重要であると思われる。

次に、用量設定に利用される例を示す。ワルファリンは、心房細動などにより血栓ができやすい患者に対して、脳梗塞などの血栓性疾患を予防するために処方される血液抗凝固薬である。国内で利用可能な唯一の血栓を抑える経口投与薬だが、効果を維持するために必要な量の個人差が非常に大きいのが難点である。効き過ぎると脳出血や消化管出血などの副作用を起こし、効かなければ血栓性疾患に陥るリスクが高い。多くの場合、処方後に血液検査で凝固状態を観察し、投与量を増減するが、個人差が大きく、少ない人では一日に〇・五ミリグラム、多い場合には一〇ミリグラムを超える量が必要で、二〇倍以上の差が認められる。日本の場合、二〜三ミリグラムから投与を開始して徐々に増やしていくが、この量でも出血という副作用につながり、多く必要な場合には適切な量に到達するまでに二カ月以上かかることもある。出血の副作用を経験した医師は過少投与になりやすいという傾向があり、不十分な治療のために脳梗塞が起こることが指摘されている。国際的な共同研究によってCYP2C9とVKORC1という二つの遺伝子の多型が必要量に関係していることが確認されている。遺伝子多型に基づく必要量予測が、出血する副作用を回避できるだけでなく、適切量にたどり着くまでの期間を短縮し、脳梗塞などを起こすリスクを下げる可能性が示されている。

また、米国では、遺伝子検査の導入によって、年間で二〇〇万人と推測される新規ワルファリン服用患者のうち、八万五〇〇〇人の脳出血・消化管出血と一万七〇〇〇人の脳梗塞を回避できるとの報告がある。これによると遺伝子検査費用を一人一〇〇ドルと仮定すると、年間約一〇〇〇億円相当の医療費削減につながるとの試算がなされている。医療費以外にも、家族の介護による肉体的・精神的負担の軽減につながることは明白である。

さらに、薬剤による副作用に関連する遺伝子多型研究も急速に進んでいる。高コレステロール症の治療薬としてスタチンが利用されているが、この薬剤の重篤な副作用として横紋筋融解症やミオパシーが知られている。ゲノム全体にわたって遺伝子の違いを調べた結果、このミオパシーを引き起こす原因としてＳＬＣＯ１Ｂ１遺伝子多型が報告されている。この遺伝子が作るタンパク質は薬物の輸送（トランスポーター）に関係しており、長期間の服用により、筋肉内にスタチンあるいはその代謝産物が蓄積することが副作用の一因となっている可能性が指摘されている。

いずれにせよ、副作用のリスクを増す遺伝的因子がわかったことで、薬剤の投与を避ける、減量する、もしくは、これを指標として患者さんを注意深く観察していけば、副作用を軽い段階で見つけ、患者さんのＱＯＬ（Quality Of Life）の悪化を防ぐことができると考えられる。これ以外にも、抗がん剤などで、薬剤の代謝酵素やトランスポーターの遺伝子多型と副作用リスクなどが報告されており、今後、これらの指標を取り入れた抗がん剤の選択などに応用されるものと期待される。このうち、イリノテカンはＵＧＴ１Ａ１という遺伝子の多型との関連が世界的に確認され、すでに日本でも診断薬が承認されている。

これらに加え、これまで「特異的体質」という言葉で説明されてきた重篤な副作用の原因も徐々にわかってきている。スティーブンス・ジョンソン症候群（ＳＪＳ）に代表される重篤な薬疹は、消炎解熱剤・抗生物質・てんかん治療薬など多くの薬剤によって引き起こされ、薬剤の作用機序とはまったく結びつかないことから、数年前までは、仕方がないといってあきらめざるをえない副作用であった。しかし、カルバマゼピン（てんかんや向精神薬として利用）によって起こされるＳＪＳの原因として、台湾のＹ・Ｔ・チェン博士らによってヒト白血球型抗原（ＨＬＡ）＊Ｂ1502が特定された。米国の医薬食品局はアジア系患者にこの薬剤を投与する場合には、アジア人に多い（ただし、日本人にはあまり多くない）このＨＬＡタイプに注意を払うようにとの文書を出している。

われわれもタイの研究者との共同研究によって、ネビラピンというＨＩＶ治療薬をＨＬＡ-＊Ｂ3501をもつ患者さんに投与するとほぼ一〇〇％の確率で薬疹が発症することを見つけている。ＨＩＶ治療薬ではアバカビルとＨＬＡ-＊Ｂ5701と薬疹の関係も報告されており、特定の薬物と特定のＨＬＡタイプの組み合わせが重篤な薬疹につながると考えられている。推測の域を出ないが、薬物、その代謝産物、あるいは、それらが体内の何らかの物質と結合したものが、細胞表面の特定のＨＬＡ分子に結びつくと非自己の異物が入ってきたと免疫系が誤作動して、自分自身の細胞であるにもかかわらず、攻撃を始めるのではないかと考えられている。

二〇〇〇年、この章の冒頭で紹介した故小渕総理によってミレニアムゲノムプロジェクトが開始され、筆者がリーダーとなって日本人の遺伝子多型データベース、JSNP（Japanese Single Nucleotide Polymorphisms）データベースを整備した。これと並行する形で、遺伝子多型を高速に解析する設備を整備した。それによって、理化学研究所遺伝子多型研究センター（現在はゲノム医科学研究センターと改称）は二〇〇一～〇五年の間、世界で最も高速で高精度の遺伝子多型解析システムを有していた。これが評価され、国際ハップマッププロジェクトという、アジア人・アフリカ人・白人の三人種のゲノム中の遺伝子多型データベースを整備する研究計画への参加を要請された。二〇〇五年には、プロジェクトの成果として約一〇〇万カ所のSNPのデータをまとめ、ネイチャー誌に公表した。この成果において、遺伝子多型研究センターは約二五％のデータを供給し、参画した研究センターで最も多くの貢献をした。現在ではハップマップデータベースには三〇〇万カ所以上のデータが収集されているが、このデータベース整備と革新的技術の開発によって、遺伝子多型と病気のかかりやすさや薬物作用との関連が世界的に急速に広がっている。残念ながら、ミレニアムプロジェクト終了後には、この分野への予算が大幅に削減され、国際的な競争力を急速に失いつつある。

3　オバマ大統領による「ゲノムとオーダーメイド医療法案」

このような遺伝子多型の解析だけでなく、一人ひとりの三〇億塩基対のゲノム情報を安価で解析する時代も視野に入ってきている。一九九〇年前後にヒトゲノム暗号のすべてを読み取ることがヒトゲノム計画としてプランニングされた時には、一人分のゲノム情報を読み取ることさえ国際的一大事業と見ていた状況を考えると隔世の感がある。米国の一部の医療センターでは、全ゲノム情報をもとにした医療を想定した委員会ができ、種々の問題の検討が始まっている。このようなゲノム情報をもとにした医療（ゲノム医療）の最も強力な支援者が現在の米国大統領バラク・オバマ氏であり、米国ではオーダーメイド医療が一気に進む可能性がある。

オバマ大統領は、イリノイ州選出の上院議員であった二〇〇六年に「ゲノムとオーダーメイド医療法案」を上院に提出した。その前書きには「全国民に価値のある信頼できる正確な分子遺伝子診断を適切に利用することに貢献し、全アメリカ国民にオーダーメイド医療の提供を確実なものにすることに役立つであろう」と記されている。これは、大統領候補になるはるか以前より、オバマ氏周辺には医療関係で優秀なブレーンが結集していたことを示している。自分の地盤への利益誘導や目先のことだけに追われず、長期的な視点で国として何をなすべきかを見据えている政治家の存在に、米国の潜在能力を感ぜざるをえない。

ちなみに、この法案提出後、「Clinical Advances in Hematology & Oncology」二〇〇七年一月号に、この法案提出の意図などに関するインタビュー記事が掲載されている。ゲノム情報の医療応用の重要性を強調するとともに、臨床的な実用化に向けた課題についても的確に指摘している。大統領に選出後、ゲノム研究者の代表格であるエリック・ランダー博士（マサチューセッツ工科大学ブロード研究所）を科学技術アドバイザーの一人に選出するだけでなく、ヒトゲノム計画の責任者であったフランシス・コリンズ博士を国立衛生研究所の所長に指名したことからも、オバマ大統領のゲノム医療に対する思い入れを窺い知ることができる。

日本ではゲノム研究は過去の研究だという研究者が多いが、世界的には医療と密接に関連するゲノム研究が大きく展開されようとしている。ゲノム医療は、患者さんのＱＯＬの観点から、きわめて重要である。治療効果の期待できる薬剤の選択、副作用予測は、個々の患者さんにとって切実な問題であり、医療経済学的にも喫緊の課題であり、ゲノムを核とした患者さんの多様性を考慮した医療を推進することが求められている。たとえば、抗がん剤の治療効果を評価する方法の一つとしてＱＡＬＹ（Quality Adjusted Life Years）という考え方が提唱されている。単に生存期間の長さや無増悪期間（がんの進行を止めている期間）の長さで評価するのではなく、その間に患者さんの生活の質がどの程度保たれていたのかを組み入れるものである。「必要な時に、必要な量の、必要な薬を、必要な患者さんに提供する」医療に対する国家的戦略の策定が急がれる。

4　病気を予防する

わが国は、世界に例を見ない高齢化社会を迎えている。加齢とともに病気にかかることは不可避であり、今後、医療を必要とする人口の割合は必然的に増えてくる。したがって、病気になって治療するメディカルケアだけでなく、病気を予防する、あるいは、重症化を防ぐヘルスケアを重要視する必要がある。まさに、人生の単位でＱＡＬＹの向上を目指した国としての取組みが求められる。

バランスのとれた食事をし、睡眠を十分にとり、適度の運動をして、酒は控えめに、たばこを吸わないように、太りすぎないようにとわかっていても、なかなかできないのが人間である。そこで大切になってくるのが個人のゲノム情報である。自分はどの病気にかかりやすいのか、ゲノムレベルで自分の弱点を知って特定のポイントにより注意を払うような健康指導をすることによって、健康寿命の延長につなげることが可能である。また、どんな薬を服用すると副作用の危険が高いのかを調べた上で薬剤を処方すると、副作用で苦しむことを回避できるだけでなく、総医療費の約一〇%と推測される副作用に対する医療費の削減につながる。

遺伝子の違いと生活習慣の関係を示す典型的な例を食道がんの例をもとに紹介する。図８－１はアルコール脱水酵素（ＡＤＨ１Ｂ）とアルデヒド脱水酵素（ＡＬＤＨ２）の遺伝子多型・喫煙・飲酒と食道がんの危険度をまとめたものである。それぞれの遺伝子が危険タイプだと三倍強食道がんにかかりやすくなり、二つの遺伝子とも高危険度タイプだと食道がんに六・七九倍かかりやすくなる。さらに、飲酒と喫煙が加わると、二〇〇倍近くかかりやすくなる。したがって、この両者高危険度タイプには強く禁煙・禁酒（もしくは量やアルコール度数の高いお酒を控える）などの指導をすることが求められる。

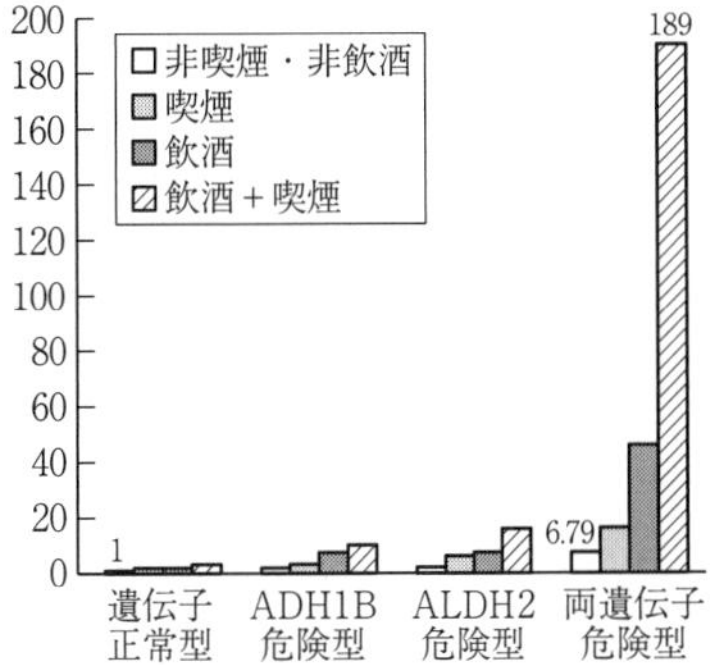

図 8-1　食道がんにおける遺伝的要因と環境要因との相乗効果

また、糖尿病でも、糖尿病性腎症を起こしやすい遺伝子タイプも徐々に特定されつつある。糖尿病性腎症は人工腎透析が必要とされる最大の原因になっており、一回三～四時間、週三回の透析は患者さんにとって非常に大きな負担である。また、食生活も大きな制限を受けることになる。もし、腎症のリスクが判定できれば、糖尿病管理を徹底して、腎機能の悪化を防ぐ、あるいは、腎透析が必要になるまでの時間をできるだけ長く延ばすことによって、人生の質の改善を図ることが可能になる。

ヒトゲノム研究は医療に変革をもたらしつつあり、今後、さらに飛躍的に医療の質の向上に貢献することは確実である。これは、われわれの人生の質を高めることに直結する。単に長く生きるのではなく、質を保ちつつ長く生きるために必要な研究に、あらためて国としての戦略的取組みが始まることを願ってやまない。

第9章　がんに克つ

垣添忠生

1　がんという病気

がんは一般に高齢者の病気である。わが国は世界一急速に高齢社会に移行しつつあり、高齢者が増えていることから、がんになる人も、がんで死亡する人も増加を続けている。現在、年間に六〇万人を超える人が新たにがんになり、三四万人ががんで亡くなっている。これは見方をかえると、一生のうち男性の二人に一人が、女性の三人に一人ががんになり、亡くなる人の三人に一人ががんということになる。つまり、がんという病気は誰の身にも起こり得る、誰もが無縁で過ごすことはできないありふれた病気と言えよう。

では、がんとはどんな病気か？　大切なポイントは三点にまとめることができる。一つは、がんは遺伝子の異常によって発生する細胞の病気であること。人間の身体は六〇兆個の細胞で構成されており、一個の細胞は外側が細胞膜で覆われていて、中に核がある。核の中には折りたたまれたDNA(Deoxyribonucleic acid)が入っている。DNAは伸ばすと約一メートルの紐状の物質でその上に二〜三万個の遺伝子が載っている。各遺伝子は状況に応じて蛋白質を作り、身体の構造や臓器の機能などを正常に維持している。

これらの遺伝子の中で、がんに関連する遺伝子として、がん遺伝子、がん抑制遺伝子がすでに一〇〇個以上知られている。これらの遺伝子を構成する塩基の配列に、突然変異や、増幅、欠失、転座などが起こって、これらのがん関連遺伝子の働きが活性化されたり阻害されると、正常細胞ががん細胞に変わる。こうして発生したがん細胞が分裂を繰り返すうちに遺伝子変化がさらに蓄積され、がん細胞は悪性度を増し、やがて周囲の臓器に広がる「浸潤」や、他の臓器に飛び火する「転移」が起こり、その個人の死をも招く。つまり、がんは遺伝子の異常が蓄積された結果発生する細胞の病気ということになる。最近の研究では、遺伝子変化を起こしやすい「遺伝子不安定性」や、遺伝子変異を伴わない「エピジェネティク」な変化も一部関与していることもわかってきたが、基本概念は上に述べた通りである。

がんという病気の特徴の二つ目は、これらの遺伝子異常を引き起こす原因は、私たちの生活習慣、生活環境にある、という点である。生活習慣の中でとりわけ重要なのはたばこで、疫学者ドールとピトーによれば、たばこは単一のがんの原因としては最大で、三〇%を占めるという。また、食事が三五％、細菌やウイルス感染が一〇％、あわせて七五％が私たちの生活習慣、生活環境と関連するという。その後一九九六年にハーバード大学でもがんの原因に関する大規模な研究がなされたが、結果はほぼ同様である。

三つ目の特徴は、がんという病気はその発生と進展に長い時間を要する、つまり、がんは慢性病という点である。小児がんという特殊ながんを除けば、がんのいわゆる潜伏期は一〇年から三〇年と考えられている。したがって、がんが発見されてから治療方針の決定、治療の開始までには時間をかける余裕がある。この点が、治療に一分一秒を争う心筋梗塞や脳卒中といった救急疾患との根本的な違いである。

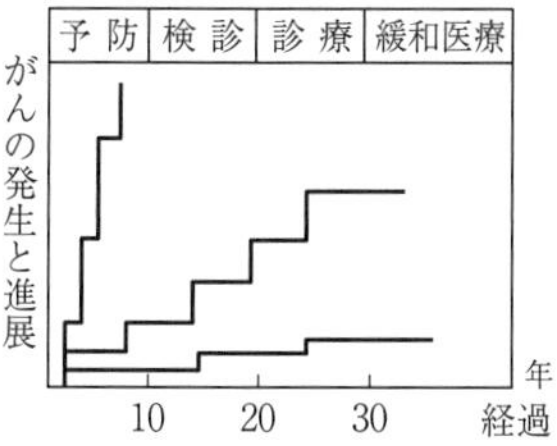

図9-1　がんの発生/進展と医療の関係．がんの80％近くは，中央の線に示した段階的な進行をする．その状況に応じた医療的対処が考えられる．がんの中できわめて増殖速度の遅いがん（右下の線），あるいはきわめて増殖速度の速いがん（左上の線）などは，予防や検診には馴染みにくい

ここに述べたがんの特徴と、臨床との関係を模式的にまとめたものが図９－１である。がんの八〇％近くは時間の経過とともに進行、悪化する。その初期にはがん予防、つまり、がんにならない工夫が可能である。がんになっても検診により適時発見、適時治療によって死なないで済ませる。これは大切である。がんが発見されたら、適確ながん診療を展開

する、これで完治させるのが理想だが、残念ながら現状ではがんになった人の約五〇％しか治らない。どうしても治せない進行がんや難治がんの患者さんには、その人に最適の緩和医療を提供し、残された人生を尊厳を持って生きていただく手助けをする。

がんという病気の本態や自然史が理解されると、それぞれの段階で対処の方策がある。この章も、今後この流れに沿って記述したい。

なお、もう少し疫学的な事実を述べると、現在、日本人男性がなりやすい上位三種は胃がん、肺がん、前立腺がん。日本人女性がなりやすいがんは乳がん、胃がん、大腸がんである。そして、日本人男性の死亡原因となる上位三種は肺がん、胃がん、大腸がん、女性では大腸がん、肺がん、胃がんである。

胃がんは、わが国の診療レベルは世界のトップにあり、発見されるがんの約半数が早期がんなので、よく治る。そこで進行の早い肺がんと、罹患と死亡の関係が逆転する。

世界の男性では罹患で見ると、肺がん、胃がん、前立腺がん、女性では乳がん、子宮頸がん、大腸がんとなる。がんは各国に特徴的なパターンがある。しかもそれは固定したものではなく、数十年のうちにダイナミックに変わっていく。これも、がんという病気が生活習慣や生活環境と関連する一つの証左であろう。

こうしたがんの実態把握や、対策の効果の評価、がんの将来予測には、「がん登録」が欠かせない。地域がん登録は、対象地域の居住者に発生したすべてのがんを把握することにより、がんの罹患率とその地域における生存率を計測する仕組みである。わが国ではこのがん登録は都道府県が主体となって進められ、きわめて不徹底に実施されている。将来はがん登録法など法律に基づき、国の事業として進めることが強く望まれる。

2　がん予防

一次予防は「がんにならない」を目的とし、前節で述べた、たばこ、食事、感染症が、個人の生活点検の観点からも、国としてのがん対策の観点からも重要となる。

まずたばこの話。一九六五年当時、日本人男性の実に八〇％以上が喫煙者だった。それが徐々に減って二〇〇四年、初めて五〇％を割った。現在は約四〇％だが、まだ西欧先進国の二倍の喫煙率である。かつて八〇％以上の喫煙率が四〇％に低下させられたのなら、さらに次の目標、二〇％にまで低下させることを国策として展開すべきと思う。その意味では、たばこ一箱の価格が約三〇〇円と、西欧先進国の平均六〇〇円に比べると大変安いことは問題であった。平成二二年一〇月より四〇〇円程度に一拠に一〇〇円程度値上がりしたことは画期的である。

ちなみに女性の喫煙率は約一〇％と大きな変動はないが、若い女性の喫煙率が高いことが将来のがんの増加の観点で憂慮される。

たばこはがんの原因であるだけではなく、心筋梗塞や慢性閉塞性肺疾患の原因ともなる健康上の重大事である。たばこの価格を上げ、とくに青少年が興味本位でたばこを吸い出すのを抑えることが大切と思う。

食事はがんの原因の三五%を占める。人の食生活に介入するのは困難なことだが、胃がん予防のためにあまり塩辛い食物は避けよう、食生活にできるだけ緑黄色野菜、果実を多く摂ろう、食べ過ぎに注意しよう、といった一般的な注意が大切と思う。

感染症の中で日本人のがんに関係するのはヘリコバクター・ピロリ菌(HP)の感染と胃がん、B型、C型肝炎ウイルス(HBV、HCV)の感染と肝がん、ヒトパピローマウイルス(HPV)、とくに16、18型感染と子宮頸がんなどが重要である。細菌やウイルス感染とがんの関係は、原因と結果が一対一に対応しており、原因の制御に成功すれば、結果としてのがんもいずれ消滅する。したがって、がん対策の上ではきわめて重要な分野といえる。

HP菌の感染と高塩食物は胃がんの危険因子として確立されている。HP菌は抗生剤等を一週間内服することによって八〇%近くの人で除菌が可能である。早期胃がん患者でHP菌感染者の除菌をすると、二次性の胃がん発生を三分の一に減ずることができる。この研究結果にもとづいて、HP感染を伴う早期胃がん患者さんのHP除菌が保険適応とされたことは大きい。

将来、ＨＰ感染者の除菌が胃がん予防に繋がるという確実な証拠が得られたら、これも保険適応されるべきだろう。

日本人肝がんの八〇％の原因となっているＨＣＶのワクチン開発はいまだ成功していない。当面はＨＣＶ感染者は肝がんのハイリスク者として、ＡＦＰ(Alfa fetoprotein)と呼ばれる腫瘍マーカーと肝エコー検査で臨床的に経過を追い、肝がんの兆候が出たら早期に治療で介入する方針がとられている。いずれＨＣＶに対するワクチンが開発されるとよい。ＨＢＶに対するワクチンはすでに世界中で使用されている。

ＨＰＶ16、18型に対するワクチンが開発され、すでに世界中で使用されている。わが国でも二〇〇九年一〇月に承認された。ＨＰＶのワクチンは、ＨＰＶ感染予防により将来の子宮頸がん予防に繋げるもので、性交渉前の一〇〜一二歳の女児に三回ワクチンを接種する必要がある。小児科医の関与、両親、特に母親からの同意の取得、ワクチン料金が計五万円ほどかかり、その費用負担をどうするか、といった難しい問題がある。しかし、これらの問題に前向きに対処してワクチン接種をルーチン化し、さらに子宮頸がん検診と合理的な組合わせを進めれば、理論的には将来、わが国から子宮頸がんで亡くなる人をゼロにすることも可能と考えられる。すでに英国やオーストラリアでは、国策としてＨＰＶワクチンの無料接種を開始している。わが国でも、平成二三年度予算にＨＰＶワクチン接種に要する経費として三四五億円が計上された。

がんの二次予防は、検診で介入することにより、「がんになっても死なない」ことを目指すもので、個人としても、国策としても、がん死を減らす上できわめて重要な施策といえる。

わが国が現在、国策として実施しているがん検診は表9-1に示した。がん検診の大切なポイントは、検診を受けることによって、当該がんによる死亡率を低下できること、そのためにがん検診の精度管理、すなわち、受診率、要精検率、精検受診率、がん発見率などをきちんと把握し、対象人口に高率に検診を受診してもらう必要がある。しかし、わが国のがん検診受診率は平均二〇%前後で、子宮頸がん、乳がん、大腸がんに対する先進国の受診率七〇～八〇%に比して大幅に低い。

表 9-1 現在わが国で対策型検診として実施されているがん検診の種類と検査法，対象者，受診間隔

種類	検査項目	対象者	受診間隔
乳がん	乳房 X 線検査, 視触診	40 歳以上	2 年に 1 回
子宮頸がん	子宮頸部の細胞診 および内診	20 歳以上	2 年に 1 回
胃がん	胃部 X 線検査	40 歳以上	年 1 回
大腸がん	便潜血検査	40 歳以上	年 1 回
肺がん	胸部 X 線検査, 喀痰細胞診	40 歳以上	年 1 回

二〇〇〇年にがん検診は、従来の国策から地方交付税による市町村が実施主体となる体制に変更された。がん検診受診率が低いことの一因として、国の関与が弱まったことは大きい。しかし、二〇〇九年はがん検診にとって大きな節目となる年となった。それは、従来、国から市

町村に地方交付税として配られていた約六五〇〇億円が、総務省の英断で約一三〇〇〇億円に倍増されたこと。加えて、女性特有のがん、乳がんと子宮頸がんを対象に対象年齢の人々に五歳刻みながら無料クーポン券と検診手帳が配られる補正予算が二一六億円組まれたことである。しかしながら、地方交付税一三〇〇〇億円のうちがん検診にどれだけ使われたのかが把握されていない。また、無料クーポンが配られたのに、女性の受診率は大幅には伸びていない。

とはいえ、これを突破口として、残る三つのがん、胃がん、大腸がん、肺がんの検診費用も国でみることになれば、再びがん検診を国策として展開する可能性が生じる。現在、国が検診の対象としているがんで年間、実に一六万人が亡くなっている。年間に亡くなる三四万人の半数が検診対象がんであること、しかも、これらのがんの多くは無症状のうちに発見し対処すれば簡単に完治が可能である。がんによる理不尽な死を避けるために、がん検診の合理的な展開を切に願うものである。

3　がん診療

私たちは何らかの症状、痰に血が混じる、お腹が痛い、咳が止まらない……、などをきっかけとしてかかりつけ医、あるいは病院を受診して診察を受ける。

がんの診断には、画像診断、マーカー診断、分子診断、遺伝子診断、病理診断など各種あるが、最も普通に使われているがん発見の方法は画像診断である。X線単純撮影、CT(Computed Tomography, X線で身体の断面像を得る方法)、MRI(Magnetic Resonance Imaging, 強い磁場の環境下に身体を置くことで、体内の水素原子に起こるエネルギーの変化を画像化することにより、身体の縦断面、横断面などを得ることができる)、PET(Positron Emission Tomography, アイソトープを付したブドウ糖を静注し、糖分の利用が亢っているがんの部分に集まったブドウ糖の状況を画像化して早期診断する)、など各種の方法がある。近年がんの治療成績が向上してきているが、その重要な部分にこれらがん診断の進歩によるがんの早期診断が可能となったことも挙げられる。

がんの、とくに画像診断は存在診断と質的診断で構成される。存在診断は画面上に病変を描出し、質的診断はがんか非がんかを区別する。さらに、がんだとしたらどんな性質のがんがどの程度進んでいるか、いわゆる病期診断を行う。病期診断で世界中でもっともよく使われているのがTNM診断である。TはTumor、どのくらいの大きさのがんかを四段階に記載する、NはNodes、リンパ節転移の状況でN0からN3までの四段階、そしてMはMetastasis、転移の状況でM0かM1の二段階に分類する。例えば肺がんの場合、T2N0M0といった病期判定をすると、世界中の共通言語のように関係者に理解される。

がんの性質を診断するのは画像診断だけでは時に無理で、生検といって患部にX線や超音波、

ＣＴガイド下に細い針を刺して組織の一部を採ってきて病理診断する。がんか良性か、がんならどんな性質の細胞で構成され、悪性度はどのくらいかが判定される。さらにＰＥＴ検査や、さまざまな腫瘍マーカー診断、遺伝子診断が駆使される。腫瘍マーカーはがん細胞が血中などの体液中に出す物質を測定してがんの疑いを絞り込むのに使われるが、がんの早期診断にはＰＳＡ(Prostate Specific Antigen)以外は今のところ有用なマーカーはない。将来はがんの分子診断、遺伝子診断が普通に使われるようになって、がん診断は患者さん一人ひとりについて、がんの有無だけでなく、抗がん剤の感受性や、手術の根治性なども予測が可能となるだろう。

がん治療

がんの治療には手術療法、放射線療法、化学療法、免疫療法がある。

局所治療としては手術療法と放射線療法が中心となる。最も普通に行われるのが手術療法で、がんの部位や進行状況に応じて機能温存手術や標準手術、拡大手術が進められる。わが国に多い胃がんの早期発見がんの約半数は内視鏡切除される。切除された部分以外の胃は残り、しかも内視鏡切除なので数日で回復するといった、究極の機能温存手術の例といえる。拡大手術はがんがかなり進行して周囲臓器にも浸潤し、けれども局所に局限している場合、関連臓器も合併切除して治すことを目指すが、患者さんの負担は当然大きくなる。

もう一つの局所治療である放射線治療は、これまでは対象の二五％程度にしか実施されてこなかった。それは放射線治療の専門医が全国で六〇〇名弱しかいないこと、唯一の被爆国として人々の間に放射線アレルギーがあったことなど、理由は様々ある。しかし、過去二〇年ほどのうちに、がんの部分にのみ放射線を集中させ、かつがん細胞を殺す力の強い放射線治療技術が進んだこと、そして高齢でがんをもつ患者さんがますます増える状況を考えると、今後は欧米並みに局所限局がんの半数は放射線治療を受けることにあろう。

新しい技術としては、Intensity Modulated Radiation Therapy、ＩＭＲＴや、陽子線、重粒子線治療などの粒子線治療がある。さらに現在開発されつつある技術として、肺や肝のように呼吸性に動く臓器に発生したがんの動きを追尾して、がんの部分にのみ放射線をかける追尾動体照射技術も遠からず汎用化されよう。

化学療法

がんが発生した局所を離れて、周囲に浸潤したり、遠隔臓器に転移した状態では、つまりがんが全身化した状況では抗がん剤による化学療法が中心となる。伝統的な抗がん剤であるシスプラチンや、核酸代謝阻害剤としての５ＦＵ系統の薬剤など、従来からの抗がん剤ももちろん多剤併用療法の一部に使われる。

それに加えて、分子標的薬と呼ばれる特定酵素の阻害剤や、細胞内情報伝達系のどこかを阻害する薬剤、特定分子の働きを抑える抗体薬など、新しい抗がん剤が次々と開発されてきた。グリベックは初期の代表的な分子標的薬である。慢性骨髄性白血病（ＣＭＬ）を引き起こす遺伝子転座による融合遺伝子ｂｃｒ／ａｂｌのａｂｌキナーゼ蛋白にＡＴＰが結合するのを競合して阻害する薬剤である。このメカニズムの詳細に立ち入ることは紙数の関係でできないが、本剤が使われるようになってから、従来、年間にＣＭＬ治療の一環として骨髄移植が一〇〇〇例以上実施されていたのが、五〇例程度に激減した。また一部のＣＭＬの完治が望めるようになった。

乳がんに対するヒト化抗体ＨＥＲ２抗体（ハーセプチン）や、Ｂ細胞リンパ腫に対するキメラ型抗ＣＤ20抗体（リツキサン）などは抗がん抗体療法の突破口となった薬剤である。これらの新規薬剤と、従来からの抗がん剤を組み合わせた化学療法により、がん化学療法は大きく進歩した。

しかし、その後に同じような薬剤が次々と開発され、中には患者さんの生存期間がわずか一、二カ月延びることを理由に承認されたが、薬価が高く、一、二カ月の生命の延長に数百万円もかかるような事態も生じて問題視されている。今後は真にがん細胞特異的な標的をターゲットとした薬剤、安価な抗体薬の作成法の開発、新たな副作用対処法など、解決されるべき課題も多い。

第四のがん治療法として期待されながら、なかなか成果を挙げられなかった免疫療法だが、その中でいま最も注目されているのはワクチン療法である。これはがん細胞のHLA-class1分子の上に提示される腫瘍抗原を認識する特異的リンパ球を、患者さんの体内で誘導、活性化する治療法である。現在医師主導臨床試験として実施されているのはペプチドワクチン療法である。一〇〜二〇程度のアミノ酸からなる合成ペプチドを、日本人の約半数がもつＨＬＡ－Ａ2402の上に提示させると、抗原特異的な殺細胞性Ｔ細胞（ＣＴＬ）が誘導されることが確認されている。

がん細胞とＣＴＬの数的関係を考えると、ペプチド療法がもっとも効果を発揮するのは手術でがん巣の大部分を切除し、体内に眼に見えないような微小ながん細胞が残存している状態に対して使用する、いわゆるアジュバント療法ではないかと思われる。こうした治療の有効性を証明するには、当該がんを多数治療しているわが国の主要な施設の参加による多施設共同研究と、その試験管理を行う強力なデータセンター機能が必須であろう。わが国でも、こうした大規模な臨床試験に大きな研究費を投じて、一つひとつ、きっちりと結論を出して前進する体制の構築が強く望まれる。

4　緩和医療

がんの治療成績を判定する基準の一つとして、五年生存率がある。これは、がんの根治療法後、五年経っても再発・転移が起こらなければ治った、と考えるものである。がんの中には乳がん、前立腺がん、腎がんなど一〇年以上経過を見ないと判定が難しいがんもあるが、一般的には五年無事だったら、治癒した、と考える。この五年生存率は過去約四〇年ほどのうちに約三〇%から約五〇%に向上した。その進歩自体は大きな意味をもつが、見方をかえればがんになった人の半数は亡くなる、という冷厳な事実がある。

従来、医師はがんを治すことに最大の力を結集し、治せなくなった患者さんに対する関心をともすると失いがちであった。近年は、がんを治すことができなかった患者さんやその家族に対する関心が高まってきた。それも、治癒を目指す医療から緩和を目指す医療に、つまりキュアからケアへの移行が突然ガラリと変わるのではなく、徐々に移行する考え方に変わってきた。そして、完治を望めないがん患者さんのケアの質を高めることが、がん診療上の、そしてがん対策上の重要な課題となった。

がんの終末期の患者さんは、肉体的にも精神的にもさまざまな苦痛、苦悩を背負うことになる。肉体的には、疼痛、呼吸困難、食欲不振、嘔気、嘔吐、腹満、全身倦怠感……、難しい漢字が並ぶ多くの苦痛に苦しめられる。平均的にはその期間は約三カ月といわれている。しかし、痛みに対しても、息苦しさに対しても、お腹の張りに関しても、限定された条件の中で各種の専門的な対処法がある。がんの痛みから解放された患者さんの安堵の表情を、筆者自身も数多く目にしてきた。限られた手段を駆使して患者さん、そしてその家族の苦痛を取り除く意義は計り知れない。

がん患者さんは精神的な苦悩も大きい。先の見通しが限られているという苦悩、自分と家族の経済面での心配、仕事や家庭でやり遂げられずに多くのことを遺す苦悩……、これらの苦悩に多忙な医療現場がどう向き合っていけるか？　難しければ緩和医療や精神腫瘍学の訓練を受けた専門家の助けを得て、終末期がん患者さんが、何とか希望をもって遺された日々を過ごせるように、手助けをすることが重視されるようになってきた。

一九九六年に日本緩和医療学会が発足したとき、一〇〇〇名の人々が集った。現在、九〇〇〇名の学会に急拡大し、医師、看護師、薬剤師など多くの職種の人々が集って充実した緩和医療を提供しようとして取り組んでいることは心強い。

5　がん対策基本法とがん対策推進基本計画

ここ数年、わが国のがん診療に対する患者さんや家族、広く国民の要望が高まってきた。いわく、がん医療の地域間格差の解消、がん医療機関格差の解消、そしてがん情報格差の解消である。こうした要望の高まりを受けて政治が動き、故山本孝史議員の御自身のがん告白などを契機に流れが一気に変わり、二〇〇六年六月、ついに「がん対策基本法」が成立した。そして二〇〇七年四月、同法が施行された。この法律の第四章には「がん対策推進協議会」が規定されている。委員二〇名のうち、がん患者さん、家族、遺族の代表を委員に加えて厚生労働大臣が指名する、とある。この法律の成立の背景を考えれば当然といえるが、病気に関してこんな規定が法律に書き込まれたのは初めてのことであり画期的である。

二〇〇七年四月から厚生労働省はがん対策推進協議会を立ち上げ、約二カ月の激しい議論の末に国の「がん対策推進基本計画」が作られた。この基本計画には二大目標がある。一つは今後一〇年間に年齢調整がん死を二〇%削減すること。いま一つは、がん患者さん・家族の療養上の苦痛を軽減すること。その実現のために、がん化学療法、放射線治療、緩和医療などの専門家を養成すること、全国に標準的ながん医療を広げる均てん化を進めること、そしてがん予防、科学的に有効ながん検診の推進と受診率五〇%を目標とする、がん登録を進め、さらにすべての活動を下支えするものとしてがん研究の重要性が明記された。

がん対策推進協議会は基本計画の実現に向けて進捗管理に取り組み、現在第二期に入った。

米国は一九七一年に国家がん法を成立させ、たばこ対策、がん検診、がん診療の均てん、緩和医療、基礎研究の充実で、着々と手を打って大きな成果を挙げてきた。わが国は米国に遅れること四〇年ほどだが、今こそ、がん患者さん・家族・広く国民、がん医療従事者、そして行政や政治が同じ地平に立って同方向を目指して進み始めた。目標達成に向けてがん対策に一層の予算を割き、思い切った人手の投入が望まれる。

第10章　健康に生きる

内山真一郎

「人間は血管とともに老いる」といわれている。脳卒中や心筋梗塞などの血管病は世界の死因の三〇％近くを占め、がんや感染症を上回り、世界の死因の首位を占めている。世界保健機関（WHO）では、疾患の重要性を示す指標としてQALY（Quality Adjusted Life Years）を用いることを推奨している。すなわち、疾患のインパクトは死亡率だけでなく、身体障害の発生率も合わせて評価すべきであると主張している。

脳卒中は死亡率だけならば、日本でもがんや心臓病よりも低く、第三位の疾患であるが、死亡または身体障害の原因としては、日本を含むすべての先進国で圧倒的に首位の座を占めている。アルツハイマー病（アルツハイマー型認知症）は、高齢化社会が進行し、脳卒中の増加以上に激増しているが、脳卒中のような身体障害はないものの、認知機能障害が進行すると介助を要するようになるので、やはりQALYは短縮する。最近、血管病の危険因子はアルツハイマー病の危険因子にもなることが知られるようになり、アルツハイマー病でも血管病としての側面が注目されている。

二一世紀は脳の時代(decades of brain)といわれており、世界的に激増している脳疾患に集中的に研究費を投じて発症機序を解明し、予防法や治療法を確立する必要があることが強調されているが、脳卒中は全脳疾患患者の五〇%以上を占めており、いまや脳卒中に次いで患者数が多い脳疾患がアルツハイマー病をはじめとする認知症である。このような背景を踏まえ、脳卒中とアルツハイマー病を血管病という共通の側面から眺め、それらの予防法について考えてみたい。

1 血管病の危険因子

血管病の危険因子としては、加齢、人種、性、高血圧、糖尿病、脂質異常、心房細動、喫煙、大量飲酒が知られている。この他に、メタボリック症候群や慢性腎臓病(CKD)も脳卒中や心筋梗塞の独立した危険因子として報告されるようになった。脳卒中や心筋梗塞などの血管病の発症リスクは、これらの危険因子が重複するほど高まることが知られている。

加齢、人種、性は生来の宿命的な危険因子であり、是正することはできないが、その他の危険因子は、生活習慣に関係した後天的な危険因子なので是正可能である。したがって、脳卒中や心筋梗塞などの血管病を予防するには、これらの是正可能な危険因子を食事、運動、禁煙、節酒など生活習慣の改善により管理することが重要であると考えられる。

しかしながら、生活習慣の改善のみで、これらの危険因子を是正することはしばしば困難であり、その場合には薬物療法が必要となる。薬物療法に頼ると副作用が心配なので、自分は生活習慣の改善だけで頑張ると主張する患者さんを見かけるが、薬物療法を行うか、行わないかが問題なのではなく、それぞれの危険因子の管理目標値を達成しているかどうかが問題なのである。それぞれの管理目標値については、各学会が発表しているガイドラインに明記されており、ガイドラインの順守率と血管病の予防効果は比例することが知られている。血管病を予防するには、患者と医師が二人三脚で危険因子の管理目標値を達成するため努力する必要があり、両者の意志が一致しないかぎり、目標の達成は困難である。

危険因子の管理目標値は、個人個人により異なっており、血管病の危険度が高い人ほど管理目標値は厳しく設定されている。自分がどの程度の危険度にあるかを判断するのは素人には無理であり、医師に判断を仰ぐ必要がある。いたずらに自己判断するべきではなく、バラエティー番組で勧める根拠のない民間療法や、怪しい健康食品の誇大宣伝に惑わされないようにしていただきたい。一方、医師はプロとしてガイドラインの管理目標値に精通していることが求められ、証拠に基づく医療（EBM：evidence based medicine）の時代に「俺には俺のやり方がある」という自己流の医療は通用しない。

今はインターネットの時代であり、学会のガイドラインそのものは学会員でなければ閲覧できない場合もあるが、各学会のホームページでは一般向けにガイドラインをわかりやすく解説していることも多くなり、一般人にもわかりやすいURL（uniform resource locator，インターネットの情報資源サイト）の解説がいくらでも検索できるので、それらを閲覧すれば、自分の主治医が適切な生活指導を行ってくれているかどうかは、ある程度判断することができる時代になった。ただし、URLの解説も玉石混淆であり、どの情報が有用かを一般の人達が判断することは必ずしも容易ではないが、バーチャルなセカンドオピニオン外来の一つと考えて利用すればよいのではないか。

2　トータルリスクマネージメント

数年前にポリピルという用語が話題になって世界中を駆け巡った。この火付け役は、British Medical Journal（BMJ）という英国の医学雑誌に掲載された一つの論文であった（図10-1）[1]。この論文では五五歳～六四歳の人が二年間薬を飲んだときの効果が述べられている。コレステロールが高い人がスタチンというコレステロールを下げる薬を飲めば、心筋梗塞は六割以上減らすことができ、脳卒中は二割近く減らすことができるという。高血圧を降圧薬により厳格に管理すれば、脳卒中は六割以上減らすことができ、心筋梗塞も四割以上減らすことができるという。ホモシステインという物質が血液中に多い人が葉酸というビタミンを飲めば心筋梗塞も脳卒中も二割前後減らせるという。さらに、この人たちがアスピリンを飲めば、心筋梗塞は三割以上、脳卒中は二割近く減らせるという。そして、これらの成分をすべて含有するポリピルという薬を飲めば、心筋梗塞も脳卒中も八割以上減らせる計算になるというのである。

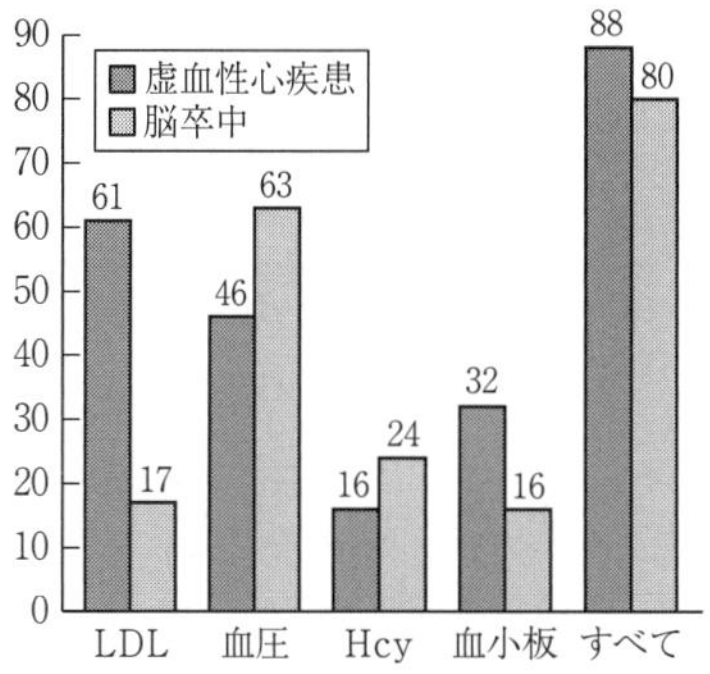

図 10-1　ポリピルの血管病予防効果

この予測は単なる机上の空論というわけではなく、これまでに行われた、さまざまな信頼できる臨床研究を集めて、メタ解析という統計学的手法を用いて分析した結果だったので、世界中の医師が注目したのである。ポリピルという薬は現実には存在せず、仮想コンポーネントの薬剤であるが、血管病の予防には大いに参考になり、勇気づけられるコンセプトである。

つまり、脳卒中の予防には、このようなポリピル的戦略が有効であり、存在する危険因子をしらみつぶしに撃退すれば、大部分の脳卒中は予防可能であることを示している。このような戦略は最近トータルリスクマネージメントとかマルチプルインターベンションと呼ばれるようになったが、われわれは以前から、まさに読んで字のごとく泥臭い表現であるが、「どぶ洗い」と呼んでいた。

すなわち、さまざまな廃棄物(危険因子)が河川(血液)に流れ込み、ヘドロ(アテローム)が堆積して淀んだ流れを浄化し、きれいに澄んだ河川に回復させることのたとえである。人間の血液にも同じことがいえ、さまざまな危険因子を是正すれば、どろどろになった血液はさらさらの状態に回復し、どろどろの血液が詰まって発生(血栓症)する脳梗塞や心筋梗塞が起こらなくて済むのである。

日常臨床レベルにおいても、ポリピルは徐々に実現しつつある。複数の異なった降圧薬の配合剤が日本でも次々と認可されるようになり、海外、さらに最近では日本でも降圧薬、アスピリン、スタチンなどを組み合わせた配合剤も使用されるようになった。高齢者では、複数の危険因子や疾患を合併することが多く、服用する薬の種類も多くなりがちであるが、配合剤は服薬錠数を減らすことができるため服薬順守率が向上し、異なった薬を別々に処方されるよりも配合剤の薬価のほうが安くなるので医療経済効果もあることから、厚生労働省も積極的に推奨するようになった。

その後、ＢＭＪにはポリピルをもじってポリミールというコンセプトを提唱する論文も掲載された。ポリミールとは、ワイン、魚、ダークチョコレート、果物、野菜、ガーリック、アーモンドを含む食材成分である。著者らは、米国のフラミンガム研究とフラミンガム閉経研究のデータから、五〇歳以上の一般住民におけるポリミールの効用を解析している（図10－2）[2]。その結果、ポリミール成分を組み合わせると、血管病を七六％も減少させる効果があり、男性では六・六年（女性では四・八年）も寿命を延ばし、血管病の発症も二・四年遅らせる効果が期待できるというのである。著者らは、ポリミールは薬剤ではないので副作用の心配がなく、薬価が不要なので医療費を節減する効果もあることから、ポリピルに勝るコンセプトであると結論している。これが事実とすれば、健康に生きるには、まずは食生活の改善から始めるべきであるといえる。

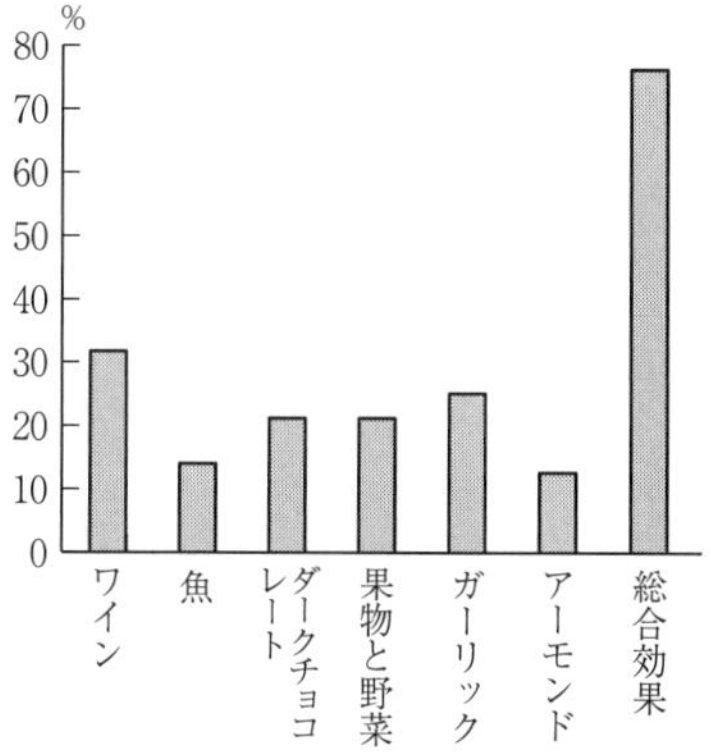

図 10-2　ポリミールの血管病予防効果.
ワイン：150 ml/日，魚：114 g（週 4 回），ダークチョコレート：100 g/日，果物と野菜：400 g/日，ガーリック：2.7 g/日，アーモンド：68 g/日

　ところで、テロメアとは染色体の末端に存在するＤＮＡであるが、テロメアの短縮は細胞の老化に関連することが知られてい

る。つい最近、ＪＡＭＡという米国の医学雑誌に興味ある研究結果が掲載された[3]。この研究によれば、心臓の冠動脈疾患患者で魚油の主成分であるオメガ3脂肪酸の血液中の量と白血球のテロメアの長さを測定したところ、両者の間には逆相関があり、オメガ3脂肪酸の増加によりテロメアの短縮は減少したという。ＤＨＡやＥＰＡなどのオメガ3脂肪酸には脳の活性化作用、抗動脈硬化作用、抗血栓作用などが知られていたが、テロメアの発見によりノーベル医学賞を受賞した、この論文の執筆者達は、魚油には老化の遺伝子にも影響を与える作用があることを証明したといえる。

3　一過性脳虚血発作

脳卒中には脳梗塞、脳出血、くも膜下出血の三種類があるが、最近は日本でも脳梗塞が脳卒中全体の四分の三を占めるまでに増加している。これは、脳出血の危険因子である血圧の管理が進歩して脳出血が減少している一方で、飽食の時代を反映して、脳梗塞の危険因子である糖尿病、高脂血症、メタボリック症候群などの代謝病が増加していることを反映している。一過性脳虚血発作（ＴＩＡ：transient ischemic attack）は、この脳卒中の病型として最も多い脳梗塞の前兆として重要な病態である。ＴＩＡは片麻痺（半身不随）や言語障害など脳梗塞と同じ症状が気である。

突然起こるが、脳梗塞と異なり二四時間以内に何の後遺症もなく、よくなってしまうという病

TIAは何の治療をしなくても自然に症状が消えてしまうので、患者さんやご家族に無視または軽視されやすい。また、医師にさえ後回しにされる傾向がある。しかしながら、発症直後のTIAほど危険であり、放置しておくと、もっと重症の、一生後遺症を残すことが多い脳梗塞を発症しやすいのである。したがって、TIAを発症したら、できるだけ早く専門医を受診し、緊急検査をしてもらい、ただちに治療を開始してもらう必要がある。

脳梗塞を発症してしまったら、発症後三時間以内にt-PAを注射しても、よくなるのは三割のみであり、急性期治療と、その後に必要となるリハビリテーションや介護医療には膨大な医療費がかかることになり、患者さん自身や御家族の精神的、肉体的苦痛は計り知れないものとなる。TIAを救急疾患としてとらえ、発症直後の緊急対応により脳梗塞発症を水際で防止することは、大きな医療費節減効果が期待できるのである。

現在、日本脳卒中協会が中心となり、日本脳卒中学会などの関連学会や、患者団体、有志の議員連盟が協力して「脳卒中対策基本法」案が策定され、国会で審議されようとしているが、TIAの緊急対応は脳卒中予防対策の大きな柱の一つになりうることを強調したい。

海外では日本より一足早く急性発症のTIAに二四時間・三六五日対応できる「TIAクリ

ニック」と呼ばれる救急診療体制が整備されつつある。われわれは、不安定狭心症と急性心筋梗塞を急性冠症候群（ACS：acute coronary syndrome）と呼んで救急診療体制を整備することにより救命率が著しく向上したという成功例を心臓病で経験している。TIAも急性期脳梗塞と区別せず、一連の疾患として、「急性脳血管症候群（ACVS：acute cerebrovascular syndrome）」と呼ぶことを提唱したい。

TIAの危険度は一律ではなく、その危険度を評価する尺度が提案されているが、最も有名なのは「ABCD2スコア」である。[4] Aは年齢（Age）が六〇歳以上で一点、Bは血圧（Blood pressure）が一四〇／九〇以上なら一点、Cは臨床症状（Clinical feature）であり、片麻痺があれば二点、言語障害があれば一点であり、D2は一つ目のDが糖尿病（Diabetes）で一点、二つ目のDはTIAの持続時間（Duration）であり、六〇分未満なら一点、六〇分以上なら二点となる。これらの合計点がABCD2スコアとなる。ABCD2スコアが高いほどTIA発症後三カ月間の脳梗塞発症率が高いことが知られている。[4]

二〇〇九年に発表された米国のガイドラインでは発症後三日以内のTIAで、ABCD2スコアが三点以上の場合には緊急入院することが推奨されている。また、北米やオーストラリアでは、家庭医や一般市民に対してABCD2スコアを含むTIAの啓発活動が展開されており、日本でもTIAのキャンペーンが必要と考えていたが、このような動向を察知した、多くのメディアにTIAの重要性を取り上げた筆者のインタビュー記事を最近掲載していただいたので、ご覧になった方もいるであろう。しかしながら、TIAに対する一般医家や国民の認知度はまだまだ不十分であり、さらに全国的なキャンペーンを大々的に展開する必要があると考えている。

4 血管病としての認知症

急速に高齢化が進行している日本では、脳卒中の増加以上のペースで認知症が増加している。認知症で最も多いのはアルツハイマー病であり、二番目に多いのは血管性認知症である。血管性認知症は脳卒中や、脳卒中症状を伴わない無症候性脳梗塞(隠れ脳梗塞)が原因となるので、脳に生じた血管病が直接認知症の原因となる。一方、アルツハイマー病は脳神経細胞に何らかの原因でアミロイド(正確にはアミロイドβ)という蛋白物質が蓄積して神経細胞が変性して生じると考えられており、脳血管障害が原因ではない。しかしながら、最近の疫学調査によれば、高血圧、糖尿病、脂質異常、喫煙、メタボリック症候群、CKDといった血管病の危険因子はいずれもアルツハイマー病の危険因子でもあることが明らかにされている。

血管の老化現象である動脈硬化には、炎症、酸化ストレス、アポトーシスなどの病態が関与しており、血管病の危険因子はこれらの病態を悪化させるが、このような病態はアルツハイマー病の進行にも関与している可能性がある。すなわち、脳卒中とアルツハイマー病には共通のメカニズムが存在するため、危険因子も共通するのではないかと考えられる。もちろん、脳卒中とアルツハイマー病はすべての危険因子が共通するわけではなく、それぞれに固有の危険因子があることも知られている。

たとえば、遺伝的な素因はその一つであり、脳卒中の家族歴がある人はない人より脳卒中を発症しやすく、アルツハイマー病の家族歴がある人は、ない人よりアルツハイマー病を発症しやすい。特殊な脳卒中を除いて、脳卒中は遺伝子の異常のみで発症することはないが、様々な遺伝子多型(ポリモルフィズム)が血管病の危険因子のような環境因子とともに、遺伝的因子として関与していると考えられている。一方、家族性アルツハイマー病ではない、一般のアルツハイマー病でもアポリポ蛋白Eの遺伝子多型ε4(イプシロン4)が強い危険因子(疾患感受性遺伝子)になっていることがよく知られている。脳卒中やアルツハイマー病は、多くの遺伝子が生活習慣病などの環境因子と影響を及ぼし合いながら発症する多因子疾患(polygenic disease)であると考えられている。

脳血管は血液脳関門を通じて神経細胞と隣接しており、この神経血管ユニット(neurovascular unit)の破綻が脳卒中とアルツハイマー病に共通のメカニズムとして関与している可能性がある。

もちろん、脳梗塞であればCTやMRIを撮れば、神経血管ユニットの破綻は病巣としてはっきり見えるが、アルツハイマー病ではCTやMRIを撮っても、症状がかなり進行してからでないと、海馬や大脳皮質の萎縮は目立たない。

しかしながら、脳血流を画像としてとらえるSPECTという検査を行えばアルツハイマー病に特徴的な血流低下パターンを検出でき、最近ではがんの検診で身近な存在になったPET(Positron Emission Tomography)検査で脳の代謝を測定することによりアルツハイマー病に特有の代謝低下部位を鮮明に映像化できるようになった。さらに、最近注目されているのはPETによるアミロイドイメージングである。これまでは脳の病理診断でしか証明しえなかった脳神経細胞内のアミロイドの蓄積をPETで画像化することができるようになったのである。このアミロイドPETは、まだ一部の専門施設でしか検査できないが、アルツハイマー病の早期診断や鑑別診断、さらには予防効果や治療効果の判定にも威力を発揮するのではないかと期待されている。

ただし、現時点までに開発されたアルツハイマー病の治療薬は、アルツハイマー病の進行を一時的に遅らせることはできても、進行を停止させたり、治癒させたりする効果までは残念ながら期待できない。また、ワクチンによるアルツハイマー病の予防が世界中で注目されているが、アミロイドが神経細胞に溜まってからでは効果が期待できないという。

アルツハイマー病ほどの認知機能の低下はないが、正常よりも少し認知機能が落ちている状態を軽度認知機能障害(MCI：mild cognitive impairment)という。MCIの一部の人はその後も生理的な老化に伴う認知機能低下に止まるが、一部の人はアルツハイマー病に進行すると考えられている。したがって、MCIの段階で予防対策を講じれば、アルツハイマー病にならなくて済む可能性があり、アルツハイマー病の危険因子がある人はさらにもっと早くから予防対策を考えたほうがいいかもしれない。

血管病の危険因子とアルツハイマー病の危険因子は多くが共通しているので、これらの危険因子を生活習慣の改善、食事、運動、薬物療法により管理すれば、脳卒中とアルツハイマー病の両方に予防効果があると考えられる。

たとえば、糖尿病が好例として挙げられる。日本人にも激増している糖尿病が脳卒中や心筋梗塞などの血管病の危険因子であることは誰でも知っているが、最近注目されているのは、糖尿病がアルツハイマー病の有力な危険因子でもあるという疫学研究の事実である。糖尿病患者では脳梗塞を発症しやすいので、当然ながら脳血管性認知症を発症しやすいが、脳梗塞を発症しなくても認知症になりやすいことが多くの大規模な疫学研究で報告されているのである。

糖尿病があると、代謝性因子として高血糖、酸化ストレス、高インスリン血症、インスリン抵抗性、終末糖化産物(AGE：advanced glycosylation end-product)の影響によりアルツハイマー病の病理過程、すなわち脳神経細胞内へのアミロイドβの蓄積が起こりやすくなるという。[5]糖尿病患者では、血糖のみをいくら厳しく管理しても脳卒中を予防しにくいことがわかっているが、高血圧や脂質異常を同時に管理すると脳卒中の発症を著しく減らすことができることもわかっている。このような糖尿病患者のトータルリスクマネージメントは、アルツハイマー病の予防にも有効かもしれない。

糖尿病患者は全身の動脈硬化を起こし、進行すると脳卒中、心筋梗塞、末梢動脈疾患といったアテローム血栓症（ＡＴＩＳ：atherothrombosis）やＣＫＤを併発することになる。このように動脈硬化が進行してから、いくら糖尿病の管理を行っても動脈硬化のさらなる進行は阻止できないといわれている。これを遺産効果（legacy effect）と呼んでおり、その対策として糖尿病の初期段階、あるいは糖尿病の予備軍（耐糖能障害）の段階からの早期治療介入が重要であると強調されるようになった。アルツハイマー病の予防にもまったく同じことがいえるように思われる。

最後に、脳の老化と血管の老化の密接な関係から老年認知症のメカニズムを説明する魅力的な学説として動的多角形仮説（dynamic polygon hypothesis）が提唱されている。この仮説によれば、プラスとマイナスの環境因子のバランスが、プラスとマイナスの遺伝的因子のバランスと相まって、若年期、中年期を通して脳に影響を及ぼし、老年の認知機能の良好さ、または障害を決定するという（表10－1）。[6]これらの因子は、脳血流や酸化ストレス、炎症、インスリンシ

表 10-1　老年の認知機能に関連する因子．参考文献(6)より引用・改変

加齢に伴う認知機能の改善に関連する因子
- 強い関連：教育，ウォーキング(身体的活動)
- 中等度の関連：余暇活動
- 弱い関連：アルコール(1 日にグラス 1〜2 杯)，刺激のある仕事，魚の摂取，果物と野菜の摂取

加齢に伴う認知機能の低下に関連する因子
- 強い関連：アポリポ蛋白 Eε4 遺伝子型，無症候性・症候性脳血管障害，中年期の高血圧，肥満
- 中等度の関連：抑うつ，糖尿病，過量飲酒，ホモシステイン血症，中年期のコレステロール高値，閉塞性睡眠時無呼吸
- 弱い関連：慢性的なストレス，頭部外傷，インスリン反応障害，葉酸・ビタミン B_{12} 低値，喫煙

グナル伝達、脳梗塞、成長因子、コルチゾール、その他のホルモンを増加または減少させると考えられる。すなわち、脳血管病と同様にアミロイドの蓄積も生活習慣によって決まる可能性がある。したがって、生活習慣の改善と生活習慣病改善薬の服用は脳血管病とアルツハイマー病の病理を同時に修正する可能性があるのである。

アロイス・アルツハイマーは、後に彼の名前が冠せられた老年認知症の脳萎縮における血管病変の重要性を強調した最初の脳科学者の一人であった。それから一世紀を経た現在も、脳の健康を保つための予防対策に彼の見識が生き続けていることを再認識させられている。

5　おわりに

高齢化社会の現代においてＱＯＬを阻害する二大疾患である脳卒中とアルツハイマー病を予防し、健康に生き

るための全国民レベルでの対策と今後の展望を科学的根拠に基づいて論説した。生活習慣の改善を基本とし、必要に応じて薬剤を服用することにより、血管病とアルツハイマー病に共通する是正可能な、全ての危険因子を同時に管理することが、高齢化社会に生きる人々のＱＯＬを保ち、心身ともに元気なまま年を重ねることに繋がる可能性があることを強調したい。また、脳梗塞の前ぶれとしてＴＩＡという病気があることを認識し、その早期対応により脳梗塞の発症を水際で予防することの重要性もあわせて強調したい。

参考文献

（1）Wald NJ, Law MR, *BMJ* 2003, vol. 326, 1419–1923.
（2）Franco OH et al., *BMJ* 2004, vol. 329, 1447–1450.
（3）Farzaneh-Far R et al., *JAMA* 2010, vol. 303, 250–257.
（4）Johnston SC et al., *Lancet* 2007, vol. 369, 283–292.
（5）Biessels GJ et al., *Lancet Neurology*, 2006, vol. 5, 64–74.
（6）Fotuhi M et al., *Nature Revieus Neurology* 2009, vol. 5, 649–658.

第11章　生命を育む

大澤眞木子

日本は世界一の長寿国となり、女性八六・四歳、男性七九・六歳がその平均寿命である。また、新生児医療の進歩も目覚しく、妊娠二三週五〇〇グラム、手のひらの大きさで出生した赤ちゃんも救命できる。乳児（生後一年未満）死亡率、新生児（生後四週未満）死亡率、早期新生児（生後一週未満）死亡率は、順に出生千対二・六、一・三、一・〇と世界一少ない。すなわち、日本における健康管理は世界一であるといえる。

しかし一方、わが国の合計特殊出生率（女性が妊娠可能年齢（一五～四九歳）の間に通常の出生率に従って子どもを生むとして、その女性が一生の間に生むことができる子どもの数。二・一以上であれば人口は増加傾向、以下であれば減少）は二〇〇七年が一・三四であり、過去二〇年間一・五以下である。

厚生労働省のデータによれば、平成二〇年婚姻率（人口千対）は五・八で、昭和五〇年と比べると三分の二であった。平成二〇年の平均初婚年齢は、夫三〇・二歳、妻二八・五歳で、夫は平成五年より一・八歳、妻は二・四歳上昇している。また、初婚率のピークを示す年齢の幅が二四〜三一歳と広くなっている。一方、離婚率は昭和五〇年と比し、平成一九年には倍となり、結婚五年未満が最も多いが、結婚後二〇年以上の夫婦のそれは六倍にも達している。若者が婚姻あるいは生殖年齢に差しかかったときに、親の離婚に遭遇する可能性が増している。

晩婚少子化の原因として、日本では昔に比べて健全で適切なめぐりあいの場・機会が少ないことが考えられる。また、共働き夫婦の場合、女性の負担が高いことなどが影響しているともいわれ、男女共同参画局が動きはじめている。求められる社会の仕組みなどは紙面の都合上他にゆずり、少子化社会において、命を育む素晴らしさ、もっと育児を楽しみ、あたたかい心を育むことを考えてみたい。また最後に、子宝に恵まれない場合の、生殖医療の現時点での可能性につき簡単に言及する。

1　命があたえられるということ

人は愛する人とめぐりあい結ばれる。期待と不安を胸にわが子の誕生を待ち焦がれる。子は両親から、両親はまた、それぞれの両親から……と、子は遠い祖先から代々受け継がれてきた遺伝子を担っている。親が一生を終えた後も、子はその遺伝子を次の世代に引き継いでくれるはず。そういう意味で、子は人間の生物としての「永遠の命」を象徴している。

女性は、すでに胎児の時代に、母胎内で七〇〇万個の卵子を作るが、生まれたときにはその卵子はすでに二〇〇万個に減少している。その数は、排卵が開始する思春期には四〇〜五〇万個と大きく減少し、卵巣に蓄えられているのだが、新たに卵子が作られることはない。しかも、排卵という形で卵子を放出するのは生涯にかけて五〇〇個を超えることはない。女性の卵巣から卵子が卵管の入り口に近い腹腔内に排出(排卵)され、その卵子は、卵管の先端にある卵管采という手のような形をしたところから卵管に取り込まれる。卵子が卵管に存在するときに、一〜四億もの精子からただ一つの精子がたどり着いて卵子の中に入ると(受精)、受精卵ができる。元をたどれば、七〇〇万個の卵子から一つ、偶然そのときに排卵された卵子と、数億の精子から戦い抜いて選ばれた唯一の精子とが結合した受精卵(父の遺伝子半分と母の遺伝子半分ずつが合わさって一つの細胞の遺伝子(DNA)となっている！　まさに愛の結晶)から赤ちゃんになる。

受精卵は細胞分裂をくり返しながら、卵管から移動して子宮にたどり着き、受精後およそ一〇日で子宮の内側を覆っている膜(内膜)の中に受精卵自身の居場所を見つけて根を下ろす(着床)。この子宮の内膜に着床した「分裂をくり返してきた受精卵(胚)」は子宮の壁に根をおろし、胎盤も形成される。この胎盤を通し胎児は母から酸素や栄養を受け取る。最初はただ一個の細胞だったのが、細胞分裂をくり返した結果、胚は複数の細胞からなり、将来の役割に合わせて分化し（皮膚になるもの、脳になるもの、心臓になるものというように）、「胎芽」という将来生まれるときに持ち合わせる、ほとんどすべての臓器の元が作られた状態になる。妊娠七週ともなると、心臓の拍動を超音波で腹壁の外からでも観察可能である。受精時から平均三八週（二六六日）、最終月経から九カ月後である出生時までには、その体重が、なんと三〇億倍に増える。この間の胎児は、「静かで、柔らかい子宮の中で、温かい液体（羊水）が満たされた袋にぴったり包まれて心地よく」過ごしている。児の成長を育む母体の働きは素晴らしく、卵細胞と精子の結合からなるただ一個の受精卵から、一人の赤ちゃんが誕生するこの営みは、神秘そのものである。昔から、妊娠、お産は病気ではないといわれるが、胎児の重要な体の構造（脳、心臓、腎臓、肝臓、腸管など）の基ができる胎芽期である妊娠初期の体調不良（眠気、だるさ、吐気など）は、むしろこの母体を守るために神様が仕組まれた自然の防衛反応であると実感する。

また昔から胎教の重要性がよくいわれるが、それが単なる言い伝えではないことが科学的にも証明されている。つまり、胎内の環境によって胎盤、あるいは初期発生（胎児になるべく細胞分裂をくり返している）の時期に細胞のもつ遺伝子の働き（発現）が「メチル化」（ＤＮＡの転写を抑制するための機構）という現象を通して、抑制されたり、促進されたりすることも判明してきている。胎盤が良好に形成され、母体が低酸素にならず、適量のカロリー（炭水化物、脂肪）、蛋白質が摂取されることが必要である。

母体を保護し、よい胎教があたえられることはさらに重要である。これには難しいことをあれこれ考える必要はなく、妊婦本人が、ストレスを感ぜずゆったり、のんびりした気分で過ごせる環境が望まれる。どのような人にも害があるとされる外傷や覚せい剤、麻薬など薬剤を避けるのはもちろんのことであるが、飲酒、喫煙、大量のカフェイン摂取、長時間のサウナ等は胎児への影響を考えると避けたい。葉酸も含むバランスのとれた栄養摂取が望まれる。

2　授かった命をあたたかく育むために

生直後には、一見、眠ること、お乳を飲むこと、泣くこと、四肢を不規則に動かすことぐらいしかできないように見えた児が、一歳頃には独立歩行し、片言を話せるようになり、そして、いまこの本をお読みになっている貴方のように、ご自分の目的を達成するためのしなやかな行動がとれるようになる。なんと不思議/驚異的なことであろうか。どの子どもにも無限の可能性がある。その可能性をできるだけ活かし大切に育んでいくことができたら、素晴らしい。

昔から、人格形成への主要な影響は、「氏なのか育ちなのか」ということがよく議論されてきた。遺伝的にはまったく同じであるはずの一卵性双生児が、幼少期にはそっくりで見分けがつかないが、年齢と共に顔や性格に違いが出て、とくに離ればなれに育った場合など別人のようであるという現実を我々はしばしば体験している。科学的にも、三歳と五〇歳の一卵性双生児のDNAを解析し、各双生児二人の間で比べたところ、遺伝子に生じている「メチル化の状態」が、三歳時には双生児の間での区別がつかないが、五〇歳時では二人の間で異なり、年齢を重ねると変化していることが判明している。

なぜこのようなことが起こるのであろうか? 生まれたときに与えられた遺伝子(DNAの塩基配列)は原則として一生変わらない。しかし、我々の細胞の中にあるこれら遺伝子が、実際の力を発揮するためには、その人の細胞の中でDNAが転写されて結果的に蛋白質が作られることが必要である。そして、その転写を促進したり抑制したりするなどの調節は、遺伝子の「メチル化」、「脱メチル化」と呼ばれる現象などを通して、あたかも、「遺伝子が我々の中で力を発揮するため」のスイッチが切れたり、入ったりするように行われる。これら遺伝情報の記憶、発現に関わる機序、細胞の発生、分化など多様な現象に、環境要因が作用しているという証拠が明らかになってきている。

すべての遺伝子の発現が環境要因で大きく左右されるわけではないが、ストレスに対する耐性など、行動を決める遺伝子群の多くは環境要因などで左右されるようである、ということをカナダの研究グループは、ラットで立証した。仔を舐めたり、毛繕いをしたりして、仔の世話をよくする世話好きの母親に育てられたラットは、世話をしようとしない母親に育てられたラットより恐怖心が少なく、ストレスによく耐えられる成体になる。また、世話好きのラットに育てられた仔は、世話をしない親の仔であっても、成熟後は世話好きの行動をとるようになる。「世話をしないという行動の遺伝子」をもっていても、世話好きの親からの養育を生後早期に受けることで、「世話をしない行動の遺伝子発現」から「世話好きの行動発現」に変化したということである。生後早期の遺伝子発現状況が、環境要因で修飾されて、それは一生変化しない、ともいう。乳幼児期の安心感のある養育状況や親子関係は、多数の遺伝子発現を通してその後のストレス耐性や行動に大きな影響を与えることが、科学的に示されたといえる。

我々は、虐待を受けた子どもたちの混乱した精神心理的状態や行動から、神経系が発達途上にある幼少期にストレスを受けると、その後長期にわたり生理的機能の変化や抑うつ状態などの行動変化を伴うことがあることを実感している。このような現象も「エピジェネティクス[*]」の研究により科学的に説明可能となった。ドイツの研究グループは、幼少期に受けたストレスに対する反応の機序を考えるため、ストレス反応に関係するあるホルモンの遺伝子の解明を試みた。生直後の幼若マウスに、「母親から引き離す」というストレスを与えると、当該ホルモンの遺伝子の転写産物であるメッセンジャーＲＮＡの発現が、ストレスを与えられたマウスではストレスを与えられなかったマウスに比べ増加したという。また、さらにＤＮＡのレベルでの検討をしたところ、そのホルモンの遺伝暗号を指定する遺伝子ＤＮＡが脱メチル化され、結果として当該ホルモンの量が増加することがわかった。遺伝子自体の構造上の変異ではなく、脱メチル化による遺伝子発現の促進が当該ホルモンの発現量に関係するのを確認したことになる。すなわち、ストレスは、正常な(遺伝子変異をもたない)人に対しても、長期にわたり影響を与えることが説明された。

＊エピジェネティクス　後生的な変化。遺伝子にもとづくジェネティクな機構では、ＤＮＡの遺伝子配列に生じた変化(突然変異)として遺伝形質が親から子に伝わるのに対し、ＤＮＡの塩基配列には依存せずに、親から子へ遺伝形質が受け継がれる機構。メチル化と脱メチル化もその一つ。

乳児は、外界の情報を五感で受け止め、見たり聞いたり触れたり味わったり嗅いだりする経験を通し、その子独自の神経細胞ネットワークを形成する。皮膚は感覚を受け止める最も大きな器官でもある。触覚を受容し、「優しく抱きしめられる」、「そっと撫でられる」などの体の接触に敏感に反応する。昔からの愛情表現であるスキンシップが心理的にも大きな役割を果たし、赤ちゃんの幸福感のためにも重要である。母に抱かれ、胎内で聞き親しんでいた心臓の鼓動を聴きながら、乳を飲み、心地よい体験をする。つねに心地よさを与えられていると、快の感情が芽生えていくといわれてきた。その科学的根拠として、哺乳瓶で授乳された子でも、親に抱かれて哺乳された子と、抱かれずに哺乳された子では、前者が後者より「オキシトシン」といわれる不安をうち消し、親子の強い結びつきを生み出すホルモンの量が高いことが判明した。出産に際し、母でもオキシトシンが分泌され、腕に抱こうとする命に愛情を感じるよう化学的準備がされる。また、オキシトシンは臍帯を通り、赤ちゃんにも伝わり分娩で苦しんだ赤ちゃんのストレスを軽減する。授乳により、さらにオキシトシンが分泌され安らぎと愛着が生まれる。この過程を通し、子には母に対する愛着が育っていく。

愛着が十分に育っていれば、いやな思いをしたときでも、大好きなお母さんに抱き上げられて頬ずりされれば、ちょっとやそっとのストレスは解消される。子が母の言うことをきくのは、母が大好きだからに他ならない。大好きなお母さんが怒ったり、悲しい顔をすると、「してはいけない」という気持ちになってやめる。厳しいだけの両親では、怖いからやらない、しかし、見ていないところではやってしまうということが、当然出てくる。親に対する愛着が育っていることも、その後の心の健全な発達に重要である。

子の問題として「落ち着きのなさ」がしばしば挙げられる。しかし、幼児は落ち着きがないのが当然。好奇心旺盛、積極性があり、行動力がある証拠とも考えられる。神経細胞同士の結びつきであるシナプス形成は妊娠後半から二歳くらいまで盛んで、その後、脳の機能として使われなかった回路は、シナプスの刈り込みが行われ、脱落するという。その結果として、良好な環境で成育されていれば、落ち着きのなかった子が、小学生ともなれば四〇分くらい座っていられるようになる。

しかし、発達障害や逆に感受性(知的能力)が高すぎると、落ち着きのなさが著明となり、また遅くまで続く。両者とも、多動で、要求が高く聞き分けがない、また、前者では、さらに何回注意しても切り替えができず指示に従えなかったり、対人関係の学習ができなかったりとストレスの多い育児になる。一方で、子どもにとっても、自分の好奇心や、行動力や、積極性が理解されず、納得のいかないまま、四六時中注意され、叱責されるため、親子関係が良好ではなくなる。親は育児困難感と叱責後の罪悪感で胸を痛め、子は叱責されてばかりなので、親に対して愛着と憎しみを交互に抱くようになる。親への感情は、まず他人に向けられ、暴力、否定、相手を非難など、集団不適応をさらに悪化させる。このようにして育った発達障害のある子どもは不信感と不安、攻撃的、など、問題ある行動を身につけていく。

発達に問題のある子どもも、例えば大好きな玩具から離れなければならないときに「玩具さんもネンネ」などと言ってわからせたり、本人の中での「きりの良さ」を尊重する儀式をする、あるいはあらかじめ目に見える時間変化を示して予測しておくなど、よく理解して受け入れられるようになると、発達障害自体は大きく改善しなくても、素直なために、問題行動をあまり起こさなくなる。

発達障害の原因となっている遺伝子変異は同じでも、子の行動は、養育状況で大きく変化する。「細かい注意、叱責をやめ、危険を伴うときのみ怒ったり、悲しそうな顔をすることとして、大人しく、好ましい行動をしているときにできるだけ誉めてみてください」と周囲の保護者にお願いすると、暴力や反抗的態度が明らかに落ち着く。

読者の方も、過干渉、注意や叱責は、その後の子どもの伸びにつながらず、逆効果であったことを経験しておられるであろう。育児の難しさは、こんなところにあるが、結局は、遺伝子で規定されている変えられないものは受け入れつつ、成長可能な点を探すことが重要である。

まずは子どもをありのまま受け入れることが重要であり、そこからが親子の出発点となる。親が子の特性を受け入れ、中学生になる前後に、子ども自身も自分の問題を医学的に説明されて納得すると、その後の問題行動は減少する。必要に応じ様々な薬物治療も行うが、基本は、親子相互の理解と納得が得られれば、その後の子どもの行動は極端に落ち着く。発達障害の子どもたちを育むことは、育児の究極といえよう。

3　親はピッチャーではなくキャッチャーであるべき

両親・祖父母が几帳面で完璧をめざして切磋琢磨していればいるほど、自分が「ピッチャー」になりがちである。そうした両親の場合、計画性が高く、先が読めてしまう。結果として、子どもからの自主的申し出を待ちきれずに（あるいは催促がましい雰囲気があって子どもが言い出せないこともあるのだが）、両親から子どもへの催促が多くなる。子どもの立場で考えると、もう少しで結論が出せそうなときや、考えていることを自分が言い出す前に両親に先取りされれば、「自分を認めてもらえない」という不満足感も生じ、年齢によっては、挫折感も出てくる。

お母さんが外で働いている場合、自分が子どもの要求に二四時間つねに応じられる状況ではないことから、忘れ物はないだろうか、一週間後の予定はどうなっているのだろうか、用意しておかなければならないものはないのだろうかと、あらかじめ子どもに問いただしたり、指示したり、極端な場合は自分でやってしまうという高い緊張状態になりやすい。結果的に子どもにとって家族・家庭が安らぎの場にならず、自主性が育たず、またもっと問題なのは自己評価が低くなる可能性がある。

さらに、こういう両親の場合、自分も相当努力された結果、高い到達度にあるにもかかわらず、そのレベルに到達するのは「自分たちの子であれば当然」のような気になって、子どもの「達成感」の感動への共感や、誉めることが少ない。子ども心に返り、子どもと共に悦び、幸せを分け合い、子どもを信じて待つこと、すなわち「キャッチャー」になることが大切である。

人の心身の形成は、顔も性格も背の高さも遺伝子の集合体であり、遺伝子で決定される部分が大半である。しかし、環境要因はその遺伝子の発現量や時期に影響を与えることが判明し、あらためて環境要因の重要さが明らかになりつつある。どのような遺伝子素因をもった子どもでも安心して育っていける包容力のある社会と家庭こそが大切であることは、昔も今もかわらない。

4　新しい命を求めて

不妊症は約一〇組中一組の夫婦にあるとされ、とくに結婚年齢の高齢化につれて増加している。不妊症の原因を調べ、他には方法がない場合、生殖補助医療技術（ＡＲＴ）が用いられる。なかでも体外受精・胚移植（ＩＶＦ-ＥＴ）などは、原則として不妊治療に対しての最後の手段として用いられる。人工授精には、配偶者間で行われるものと精子提供による非配偶者間のものがある。日本産科婦人科学会会告では、生殖補助医療実施医療機関には登録と報告、倫理委員会の審査記録の添付などの慎重な対応を求めている。最後に、このＡＲＴについて、ごく簡単に紹介しよう。

体外受精・胚移植：卵管が閉塞しているなどで妊娠できない場合に、卵を採取し培養し、精子を添加し、四八～七二時間培養後、胚を子宮腔内に注入する方法。卵管障害や子宮内膜症に伴う不妊症に有効な治療法で、妊娠率は約三〇％。倫理的な面を含め、問題点を指摘する者は少ない。欠点としては、生殖に関わる色々なホルモンを順に投与する必要があり、操作が複雑な点である。保険適応ではない。

配偶子卵管内移植：精子および卵子をそれぞれ採取し、腹腔鏡あるいは子宮鏡下に精子と卵子を一緒にして卵管の中に注入する方法。原因不明の不妊症や精子減少症などの場合には有効で、自然の妊娠に近い。これで妊娠しない場合には、卵子と精子が受精したのか否かが不明なので、あらかじめ卵と精子を体外受精し、その受精卵を卵管内に移植する方法などもある。

顕微授精：顕微鏡の下で操作し、卵子に精子を注入して受精させる方法。通常の体外受精で受精しない場合に用いる。前項二者が自然の受精であるのに対し、強制的受精であるので倫理的問題も残る。

精子・卵子・胚の提供による生殖補助医療：精子提供による非配偶者間人工授精は、他の医療行為では妊娠の可能性のない方、あるいは他の方法で妊娠をはかった場合、母体や児に重大な危機が訪れると判断される場合のみ、不妊治療として行われる医療行為。その実施に際しては倫理的・法的・社会的基盤に十分配慮する。当該子が生殖年齢に達したときに、意図しない異母同胞間の結婚などが起こりうる。胚提供による生殖補助医療は日本では現在、認められていない。

次に、ＡＲＴの実施に伴う手技と、その問題点について指摘しておく。

胚凍結：後述するように、女性から採卵をする場合には、各種ホルモンを投与する必要があり、卵巣過剰刺激症候群（ＯＨＳＳ）を起こす可能性など、母体への侵襲が大きい。それを回避するため、受精卵（胚）を凍結保存する。多くの受精卵を採取したときに保存可能で、もし当該配偶者女性が妊娠しなかった場合に次回に凍結胚を子宮腔内に注入できる。しかし、凍結・融解、凍結保護剤により胚に多少とも障害をきたす可能性も考えられている。畜産領域ですでに確立された方法ではあるが、倫理上の問題を指摘する者もいる。夫婦同意のもとで胚移植を行うこと、保存期間の明示などが必須である。

卵子を採取する際に起こりうる重篤な健康被害：不妊症治療では、卵子の採取が必要であり、多くは排卵誘発剤を用いるために、卵巣過剰刺激症候群をきたすことがある。三五歳以下では起こりやすい。本症罹患者の苦痛は著明で、生命の危機を伴うこともある。

臨床研究として行われる手技に「胚生検」がある。遺伝医学の進歩に伴い、重篤な遺伝病が確定診断される可能性が高くなった。着床以前の胚細胞を一～二個採取し遺伝子診断し、遺伝性疾患を発症する可能性がないと診断された胚のみを子宮に移植して、健康な児を得る目的で行われる。異常と判定された場合は胚移植を行わないので、中絶という手技を避けうる。しかし、①胚生検が煩雑であること、②本方法の希望者に対しては、通常の方法で妊娠可能であるにもかかわらず、ＩＶＦを行わなければならないこと、さらに、③生検後の胚発育の安全性、④障害者の差別につながらないかなどの倫理上の問題がある。実施に当たっては、医療としてではなく臨床研究として行い、日本産科婦人科学会会員が本方法を施行する際には、所定の書式に従い同学会に登録、報告することとされている(平成二二年六月二六日)。

最後に、ARTの進歩と次世代への影響について考えてみたい。ARTは、従来不可能と考えられた生殖現象に踏み込んでいるが、夫婦によってはARTによってのみ妊娠の可能性がもたらされる。人類初の人工授精成功後、同方法による子は三〇〇〇例に及び、その子たちにおける先天奇形の割合は、自然の生殖で授かった子におけるそれと同じであると報告された。また、幼児期の発達は自然生殖の子に劣らないといわれている。

一方、ARTで生まれた子どもたちは在胎期間が短く、出生時の体重が少なく、方法によっては新生児期に奇形を示す割合が自然生殖の場合の二～三倍といわれる。これは、親の年齢の高さ、遺伝的背景、不妊の重症度(ホルモン療法を受けている期間の長さ)、男性側の要因に起因するという。また、エピジェネティクスの観点からは次世代への影響の可能性が懸念される。

産科婦人科学会の会告には、ARTを行う者は、次世代への影響があることなどを考慮し、倫理的配慮を怠らず、学会の会告に沿って行うべきであると述べられ、その遵守が求められている。今後の進歩／発展を望むと同時に、自然の生殖により、ふさわしい年齢にめぐりあいの機会があり、結ばれ、子が授かりやすくなることを期待する。

第Ⅳ部　生と医の未来

第12章　未来をどう生きる

島薗　進

1　医師の悲鳴とため息

　二一世紀に入る少し前頃から、日本の臨床医の悲鳴やため息が目立つようになった。これほどまでに医師を酷使し攻撃するのはもうやめにしてほしいと訴える声を、医師自身からよく聞くようになった（たとえば、小松秀樹『医療の限界』）。実際、ある領域から医師が撤退し始めた。また、若い医師の卵が志望するのを避ける領域がいくつも出てきた。産科、小児科、救急科などだ。これらの科は過剰勤務により苛酷な労働を強いられ、また患者サイドからの非難を浴び訴訟されるリスクも大きい。そして、その領域の専門医の数が減れば、そこに残った者はますます苛酷な勤務を強いられることになる。

　そもそもこれほど平均寿命が長い日本だが、人口当たりの医師の数はＯＥＣＤ諸国の中でもかなり低い水準だ。日本の医師の能力の高さを物語るものだが、現状は一九八〇年代に医師側の要求を受けた政府が医師過剰を唱え、医師養成を限定しようとしたことも影響している。苛酷な仕事をこなしてきた優秀な人材に頼りすぎたとも言えるし、医師の所得水準を確保したり、医療費の全体額を抑制しようとしたことが、こうした結果を招いたともいえる。しかし、今から医師を増やしたり、医師の待遇を改善したりしようとすれば多額の費用が必要で、納税者である国民に負担がかかることに理解を求める必要がある。世界各国で共通の傾向だが、医療費抑制というやむをえざる国家財政的な要請の下で、医師の負担が増大しているという側面がある。

だが、医師がとりわけ理不尽に感じているのは、司法当局やマスコミや広い範囲の市民層による悪意ある批判や攻撃と受け取られるものだ。病院から健康にもどって帰ってくるはずだった患者が死んでしまった、あるいは重い障害を負ってしまった、そうでなくても、患者サイドの福利を軽視した措置が行われたとして訴えられる。マスコミから責められる、あるいは患者や関係者からの執拗な苦情に悩む——こういう機会が増大した。「クレーマー患者」、「モンスター・ペイシェント」などという造語も流通するようになってきた。

医師の中には、これは国民、住民の人生観や道徳的な質が未熟だからだ、あるいは劣化したからだと考えている者もいる。たとえば、避けがたい死が近づいているのに、そのことをどうしても認めようとせず、医師にあくまでも治療のための措置をとるように求める患者や家族がいる。これは「死を受け入れる」すべを知っていた過去の人々の節度や恩義を知る心、あるいは成熟した文明の知恵が見失われてしまったためではないか。また、近代科学への妄信が昂じたためではないか。

人間はさまざまな限界を負った存在だ。だが、そのことを忘れて万能感に陥ったり、代償なる幻影に逃げ込んだりしがちだ。あるいは、自らが受け止める他ない苦難を、他者の責任によるものとして他者に押しかぶせがちだ。誰もが死を免れないという事実一つとっても、そこには自らの覚悟において受け止めるしかない事柄がある。科学や医療の力を過大視し、無限に期待をふくらませておいて、避けがたい苦難を医師の責めに帰すのではなく、個々人自身の場で運命を受け止める実存的姿勢が求められているのではないか。たとえば日本の武士道はそのための有力な伝統ではなかったか。

確かに医療は生老病死、つまりは苦の全体、人生の全体に関わり、それは文化と切り離せない。科学技術としての医療の困難は、科学技術の向こう側にあるかに見えた文化や思想や宗教の領域に踏み込むことなしには解決できないものが多い。死生観の復興を求める医師の悲鳴やため息は、良識ある人々の共感をよぶものだろう。

だが、医療現場での困難を国民、住民の人生観や道徳的な質の劣化や未熟さに帰すとしても、すぐにその解決の見通しが見えてくるわけではない。学校や家庭において実存的自覚や精神的価値への感受性が育てられることは望ましいことかもしれないが、何事も訴訟に訴える社会のあり方や自己責任・他者責任追及を問題解決の要とするような社会制度のあり方を問い直すことも欠かせない。いずれにしろ、人々の啓蒙や制度改善の効果が「クレーマー患者」や「モンスター・ペイシェント」の減少に及ぶには相当の時間がかかるし、直ちに効果の見通しがつくものでもない。現在の医療現場で取り組むべき困難の多くは、潔い死を勧める武士道の伝統の意義を鼓吹することで早々に解決するような代物ではないのは明らかだろう。

労働過剰を避けがたく、かつ過剰に責任を問われがちな医師の不安や苛立ちが少しでも解消されるよう、言論や広報活動も確かに必要だろう。医療現場に関わる専門職以外の人たちも限界ある医療についての適切な認識をもつべきだし、患者や患者家族として関わる市民、住民の側も相応の責任を分かち合うべきだという認識が培われるべきだろう。だが、医師と市民・住民の対立という局面が目立つとして、それを医療そのものの内側からどう克服していくかという問題意識も見失われてはならないことは言うまでもない。医師の被害意識から生じる過剰反応の抑制を求めるとともに、被害意識が生じるに至る現代医療の側の構造的な要因についてもつねに反省を怠らないようにしたいものだ。

2　インフォームド・コンセント、EBMとその限界

医師と患者や家族の間の齟齬から生じる現代医療の苦境に対する一つの答えは、生命倫理・医療倫理の基礎的な実践手順であるインフォームド・コンセントによって与えられている。従来、そう考えられてきた。医師が過剰にリスクを背負わされるという現代の文脈に即していえば、何らかの危険や好ましくない効果を伴いうる医療的措置を行う場合、医師が前もってそれについて十分な説明を行い、医師側と患者側の協議を経て合意に至り、その合意に基づく措置を行うということだ。患者側の身体に関わることは、最大の当事者である患者自身が決定権をもつ。病気について圧倒的に高度の知識を持ち合わせているとはいえ、医師は患者側に無断で、あるいは自らの判断を押し付けるような形で治療方針を決定することは許されない。

医師側が患者の死生を左右する大きな力をもっているのだから患者側が不利をこうむることなく治療方針や具体的措置の決定がなされるよう、相談がなされなくてはならない。その際、患者の判断に役立つような適切で正確な知識が提示されなくてはならないが、実はこれが容易なことではない。もともと医師と患者の間には専門知識において大きなギャップがあり、専門知識の面から患者の側が決定に参加するといっても積極的関与の可能性は限られている。一方、

患者の側が自らの価値観や生活上の環境を考慮に入れ、その要素と医学的な専門知識をかねあわせて判断するための協議を行おうとしても、医師側にはそれだけの時間や意欲がないことが少なくない。

それぞれの医療措置がどのような帰結をもたらすかについての正確な知識ということでは、「根拠に基づく医療」、「臨床結果に基づく医療」(エビデンス・ベイスド・メディスン＝ＥＢＭ)が目指される。個々の医療措置の効果いかんは生理学的な因果関係の次元だけでは説明しつくすことができない。同じ措置をとっても患者によって異なる結果が出てくることもある。そこで従来は、医師の経験に基づく直観的判断、場合によっては恣意的判断が押し付けられる場合があった。ＥＢＭは臨床例の数量的分析や疫学やその他の統計的なデータを用いて、判断の根拠を可視化しようとするものだ。

これは医療における客観性と科学の持分を広げていこうとする試みといえる。第13章で述べられるように、早く見積もってルネッサンス以来、遅くとも一九世紀以来、医学は体系的な科学となることで大きな発展をとげてきた。この場合の科学は、事物の間の因果関係を反復可能な実験によって確証できるような知のあり方を規範としている。医学は人間を対象とするのだが、科学としての医学は人体の部位を事物(生命体、生理組織)として捉え、その十全な生理的過程を維持回復することを目指している。だが、人体はきわめて複雑な相互作用の体系なので、医学的な知識や技術によって制御できる部分は限られている。推測や見当による措置を含まざるをえないのだが、その側面をできるだけ減らしていこうというのが、ＥＢＭの目指すところだ。

では、ＥＢＭを目指し、統計的な根拠（エビデンス）を増して客観的判断材料を増やしていけば、おのずから主観を排した治療方針が決定されるかといえば必ずしもそうとはいえない。個々人の状況にあわせ、本人の価値観や生活展望を考慮に入れ、協議の上で総合的な判断を下さなければならないが、それは容易なことではない。具体的な臨床場面で患者とともに適切な判断を下すためのスキルとはどのようなものだろうか。現代日本の医師はそうした適切な判断を行うような訓練を受けているだろうか。

アメリカの精神科医で医療人類学者でもあるアーサー・クラインマンは、一九八八年に刊行された『病の語り』で、次のような会話の事例を紹介している（一七三―一七四ページ）。

Ａ医師：乾癬にかかってからどのくらいですか？

Ｂ夫人：一五年くらいです。

Ａ：どこからはじまりましたか？

Ｂ：大学生のときです。試験のプレッシャーが多かったのです。それに、家族にも皮膚の問題の既往があります。冬で、厚手のウールのセーターを着ていて、それが皮膚には良くなかったようです。食事は——
A：いや、いや！　はじめて紅斑に気がついたのは皮膚のどの部分だったかという意味です。
B：両肩と両膝です。でもときどきは頭皮にも異常がありまして、私はけっして——
A：この二、三年の進み具合はどうですか？
B：数年間大変でした。仕事でも個人的な面でもストレスが大きくて。私は——
A：私がうかがいたいのは、あなたの皮膚の問題がどのように進行したかということです。
A医師はB夫人の言いたいことに耳を傾ける意志がない。A医師はもっぱらB夫人の皮膚の症状に関心があり、B夫人がどのような生活の中でどのような苦悩を負ってきたかには関心がない。それに対して、B夫人はそれをこそ訴えようとしている。しかし、医師と患者が話し合いながら適切な措置を行うためには、A医師が求めているような情報だけで足りるのだろうか。A医師の診療態度は科学的客観的かもしれないが、人を癒し、人のケアを行う医療という面からは何か欠けたところがないだろうか。

3　医療は科学を超える——キュアからケアへ

科学的な医療やEBMという観点からだけでは解決できない側面を明示し、意図的に医療に組み込んでいこうとする試みはさまざまになされてきている。分かりやすい例はホスピスケアや緩和医療の領域だ。がん患者やHIV感染者（エイズ患者）のようにある程度死期が予想でき、回復のための措置よりも、余命をいかに意義深く過ごすかが問われる患者に対して、医療機関は何かできるだろうか。身体的な苦痛を緩和するとともに、死に向きあい、落ち着いて死までのときを過ごしていくための措置がとられる必要がある。だが、それは科学を目指した生物学的医療とはかなり異なった内容を含むものとなる。

ホスピスケアにおいては、死を前にした患者の精神的苦悩（スピリチュアルペイン）を受け止め、死生観の次元まで考慮に入れたさまざまなケアがなされることが望ましい。スタッフは聖なるものに関わり、生き死にの意味を問う患者の姿勢、つまりはスピリチュアルなニーズに応じていかなくてはならない。死を前にした患者に対するケアの実践のうちで、もっとも重要なものの一つはただ患者のそばにいること、また患者の語りや語りかけようとする意思に応じることである。しばしば「傾聴」という言葉があてられるが、それは孤独な患者とのコミュニケーションの基盤となる実践であり、患者の苦しみに応じるもっとも効果的な方法の一つでもある。EBMの要請に応じるためには、たとえばこの傾聴を患者のQOLの改善のための実践として、その効果を計測しなくてはならないことになる。確かに計測できる側面もあろう。だが、限界がある。計測できない場合、そのことは十分に意識されるべきだろう。

だが、医療のこのような側面は、ホスピスケアや緩和医療に限られたものではない。がんの場合は死に向かって病の進行が早いが、キュア（治療）が医療の主要な目的ではなく、症状を緩和させながら病とともに生きていく手助けをするという点では、根治が望めない生活習慣病（慢性病、老人病など）でも同様である。そこではキュアとともに、あるいはキュア以上にケア（介護、世話、配慮）の要素が重きをなしていく。キュアにおいては、身体の特定部位の機能の回復が念頭に置かれるが、ケアにおいては、患者の全体が、また患者と医療従事者・ケア従事者の相互作用がつねに念頭に置かれている。

ケアの側面を重んじる立場から近年強調されるようになったのは、「語り」、「物語」（ナラティブ）の重要性だ。患者は自らの生活史を踏まえその病に悩むようになった経緯を語り、医療の助けを得て病によって生じる困難を克服し、新たな生活を組み立てていくための希望を育もうとしている。その語りを聞きながら、医療的手段を通してどのような資源を提供できるかを語り、その人の新たな物語の構成に加わることが医師の主要な役割の一つということになる。このような考えに基づいて、「語りに基づく医療」（ナラティブ・ベイスド・メディスン＝NBM）が唱えられてもいる。EBMとNBMは二者択一的なものではなく、双方を尊びながら、調和させていくことが可能なものだろう。

精神科医療は分かりやすい例だろう。二〇世紀の最後の四半世紀、精神科医療は向精神薬の開発によって大きく変わった。向精神薬の処方によって症状の改善を目指す場合、ＥＢＭには都合がよい。だが、精神科医療が薬物治療ばかりに傾くと、病理を薬理学的な観点からのみ見ることになりかねない。実際は生活環境やストレスや生涯を通した内面的葛藤から病を理解し、生活態度や考え方を変えることでそれに対処し、病を克服していくという方策もある。病を脳の局部的現象として捉えるのではなく、その人の生活全体の事柄として理解する上では、欠かせないものである。

後者の観点は一九世紀以来、さまざまな手法の精神療法（心理療法）や精神病理学を通して探究されてきたが、多くの場合、「語り」や相互交渉が重要な要素を占めている。現在の精神科医療はマニュアルにのっとった薬物治療に重きを置く方向にあるが、精神疾患の構造的理解から遠のいてしまっているという批判もなされている。たとえば、統合失調症患者の症状を観察して薬物を処方するＥＢＭに相性がいい治療法とともに、統合失調者の「幻聴」の経験に耳を傾け、「聴く」経験とともに生きていく人生の手助けをする「経験に基づくアプローチ」（Experience Based Method and Philosophy: WEBMP）も試みられている（『幻聴の世界』）。

医療においてケアの側面が重視されると、医師の役割の中心性が弱まっていく。医師は患部を癒すキュアの専門家としての訓練を受けているが、患者のさまざまなニーズに応じて病とともに生きていくのを支援するケアについては自らの役割ではなく、他のスタッフの役割だと考える傾向があった。実際、ケアについての組織的な考察と教育実践を積み重ねてきたのは、看護学や社会福祉学や臨床心理学などの領域であり(たとえば、『ベナー看護論』)、医学においては学問的な考察や教育実践の形成が遅れている。医療においてケアの側面がますますその意義を強めているにもかかわらず、医療の中心となるべき医師がケアについての反省的自覚に慣れていないことは、医療現場に混乱をもたらす一因となってはいないだろうか。

現代的なホスピスケアのモデルを開発したシシリー・ソンダースは看護師だったときに、当時の病院で死に行く患者のケアが無視されていくことに気づき、自ら強い挫折を味わったことから、あらためて医師となり、緩和医療を主軸とした新たなホスピスケアのあり方を実現するに至った。このソンダースの歩みは、「医の未来」を象徴するものなのかもしれない。

4 医療の目指すもの

病の原因をたたき根絶するという発想は、感染症克服という課題が優先されていた時代に形作られ、現代医療のエートスの基底を形作っている(中川米造『医療の原点』)。病院に代表される医療機関の現場の実感は「戦いの連続」だろう。多くのビジネスにおいてもことは同様かもしれない。だが、患者を救うために一刻を争い全身全霊を傾けて尽力している医師にとって、「病との戦い」という比喩的表現は実感に即したものだろう。サムライに比せられるヒーローとしての医師像はそれなりのリアリティーに裏付けられている。

「病との戦い」や現状克服への情熱は臨床現場に限ったことではない。先端医療の科学技術は「人間が抱えてきた限界」を超えていく能力をもつようになり、その能力を行使しようとする欲求は際限なく広がっていくように見える。そして、それは先端医療をめぐる激しい開発競争と不可分のものだ。国益が関わっているので、産業界だけでなく政府やマスコミも強く後押ししている。生命科学と先端医療はＩＴにかわる、新時代の世界経済、国民経済の一大原動力とも考えられている。

本書の第Ⅲ部では、幹細胞や遺伝子診断・遺伝子治療などを用いた夢の未来の医療が紹介されている。老化の原因をつきとめて、長寿を実現しようとする研究も熱心に進められている。本書で触れられていないものですでに実行されているものには、好ましい卵子や精子を用いて好ましい遺伝子組成をもつ子供を産んだり、体外受精による受精卵の割球を遺伝子検査して生まれてくる子供を選別するデザイナー・ベイビーのような技術もある。さらに、女性が自分の子供を母、姉妹、あるいは見知らぬ他者に産んでもらう代理出産などもアメリカやインドなどで盛んに行われている。

これらは従来、医療の当然の目的と考えられていたものを超えるような事柄を実現しようとするものだ。従来の医療は通常の生活を過ごすのに困難を覚える人が、欠落した機能を回復するように努めるもので、「治療」がその目的だった。だが、昨今の最新医療技術には、「治療を超えて」、人間の欲望を満たす医療、人間改造をもたらす医療が増えてきている(レオン・カス編著『治療を超えて』)。こうした医療行為を「エンハンスメント」(増強、増進的介入)というが、このような科学技術の使用を「医療」とよんでよいのだろうか。また、医師がこうした行為に関与することを容認してよいのだろうか。

人間の欲望を満たす「医療」が拡充し続ければ、人間社会のあり方そのものを変えてしまうような事態が生じることも予想できないわけではない。老化防止の医療技術が開発され、お金さえあれば一二〇歳を超える長寿を容易に実現できるようになったとしよう。長寿を達成した個人はそれで幸せかもしれない。しかし、多くの人々が一二〇歳を超える長寿を達成した社会は果たして幸せな社会だろうか、またその社会は活力を維持し続けることができるだろうか。親がこれから生まれる子供の体力や知力を向上させるための医療措置をとるようになった社会に生きる人々は幸せだろうか。そういう環境で生まれた子供たちは今の子供たちより幸せだろうか(サンデル『完全な人間を目指さなくてもよい理由』)。

生命倫理、医療問題の諸問題を考えるとき、個人の快不快の度合い(幸福度)の総計を基準にしようとする功利主義の影響力が強まっている。これは資本主義市場経済の論理には合致している考え方かもしれない。だが、今や個人の幸せを目指すはずの医療が、将来の社会や人類に何をもたらすかについて真剣に考えなければならない時代になっている。生命科学や先端医療の開発に携わる科学者・医学者は、最新科学技術の開発がひたすら善であるという前提に立ちがちだが、それは妥当だろうか。これを後押ししているのは、人間の限界と戦うことを使命と考えてきた近代医学のエートスと、科学技術の開発によって経済を活性化しようとする国家や企業の前進意欲だ。だが、それは人類の幸福を志向するものなのだろうか。

こうした問いはそもそも医療の目的は何なのかという問いに私たちを連れ戻す。現代医療は達成されている知識と技術で行うことができ、科学的統計的な根拠が明示され（ＥＢＭ）、関与する諸個人の利益となり（功利主義）、その人自身の意志にそっている（自己決定）ことであれば、それを行うという原則を受け入れる傾向にある。安楽死は分かりやすい例だが、オランダやベルギーやアメリカのオレゴン州ではすでに認められている。体外受精による受精卵に遺伝子診断（着床前診断）を行い、好ましい受精卵を選ぶという医療（デザイナー・ベイビー）もすでに行われている。こうした考え方に立てば、人間改造の医療を拒む理由は見出しにくいことになるだろう。

この短い章の中で、この問題に明快な答えを示すのは困難だ。だが、近代科学が始まるはるか前の時代から医学・医療に伴うと考えられていた、神聖な義務の意識について思い起こしておくのは意義あることだろう。医療の原点を示す言葉として、今でも参照の価値があるのは紀元前五〜四世紀のギリシアで医学の基礎を築いた医師集団の指導者による、「ヒポクラテスの誓い」である(立川昭二『神の手 人の手』)。

それは、「医神アポロン、アスクレピオス、ヒュギエイア、パナケイアおよびすべての男神と女神に誓う、私の能力と判断にしたがってこの誓いを守ることを」と始められる。そして、以下の箇所で、治療にあたる際の根本倫理原則について述べている。「私は能力と判断のかぎり、患者に利益となるとおもう養生法をとり、悪くて有害な方法をけっしてとらない。」続いて、安楽死について、「頼まれても死に導くような薬を与えないし、そのような助言もしない」という誓いが述べられている。

これによれば、ヒポクラテスはクライエントの利益になることとクライエントが要求することに矛盾が生ずる場合があると考えており、そのことを強く意識していた。少なくとも、クライエントの「自己決定」が絶対の掟であるとは考えていなかった。守られるべき医師の規範は医療の目指すものと切り離せないものであるに違いない。少なくともそれはクライエント個々人の欲望を満たすものではなかった。神々への誓いによって守られるべき人間の尊厳、侵してはならないいのちの尊さの認識を伴うものだった。

では、人間の尊厳とは何なのか。人のいのちの尊さとは何なのか。答えは手短な言葉で表現できるようなものではない。だが、医の未来はこの問いを置き去りにしてひたすら前へ前へと進んでいくところに開けるものではないだろう。医の未来は人類社会が知恵をふりしぼって答えるべき、価値をめぐる重い問いと切り離せないものなのだ。

参考文献

パトリシア・ベナー『ベナー看護論』新訳版（井部俊子訳）、医学書院、二〇〇五年（Patricia Benner, *From Novice to Expert: Excellence and Power in Clinical Nursing Practice*, Prentice Hall, 2001）

シャーリー・ドゥブレイ『シシリー・ソンダース』（若林一美他訳）日本看護協会出版部、一九八九年（Shirley du Boulay, *Cicely Saunders: The Founder of the Modern Hospice Movement*, Hodder and Stoughton, 1984）

トリシャ・グリーンハル『グリーンハル教授の物語医療学講座』（斎藤清二訳）三輪書店、二〇〇八年（Trisha Greenhalgh, *What seems to be the Trouble?: Stories in Illness and Healthcare*, Radcliffe, 2006）

レオン・カス編著『治療を超えて――バイオテクノロジーと幸福の追求（大統領生命倫理評議会報告書）』（倉持武監訳）青木書店、二〇〇五年（Leon R. Kass ed., *Beyond Therapy: Biotechnology and the Pursuit of Happiness, A Report of the President's Council on Bioethics*, Dana Press, 2003）

アーサー・クラインマン『病いの語り――慢性の病いをめぐる臨床人類学』(江口重幸他訳)誠信書房、一九九六年(Arthur Kleinman, *The Illness Narratives: Suffering, Healing and the Human Condition*, Basic Books, 1988)

小松秀樹『医療の限界』新潮社、二〇〇七年

中川米造『医療の原点』岩波書店、一九九六年

日本臨床心理学会編『幻聴の世界――ヒアリング・ヴォイシズ』中央法規、二〇一〇年

マイケル・サンデル『完全な人間を目指さなくてもよい理由――遺伝子操作とエンハンスメントの倫理』(林芳紀・伊吹友秀訳)ナカニシヤ出版、二〇一〇年(Michael J. Sandel, *The Case against Perfection: Ethics in the Age of Genetic Engineering*, The Belknap Press of Harvard University Press, 2007)

立川昭二『神の手　人の手――逆光の医学史』人文書院、一九九五年

第13章　医学研究のめざすところ

永井良三

生あるものにとって、死は避けられない。医学がいかに進歩しても状況は変わらない。寿命が延びた時代であればこそ、生老病死は日常的課題であり、医学のあり方と深く関わる。

ソクラテスは死の直前に、「いちばん大事にしなければならないのは生きることではなくて、よく生きることだ」と述べた[1]。この言葉をもっともよく理解できるのは病気を経験し、死を身近に感じている患者であろう。患者は現状の理解に努め、残された時間のなかで可能性を追求する。医療者はこれを支援し、医学はそのための体系を構築する。しかしながら、医学は時代の思想や社会制度の影響を受け、逆に医学が思想や制度に影響を与えることも多い。今日行われている医学研究の内容や手法の多彩さを考えると、医学とはどのような学問であり、医学研究は何をめざすのか、理解は容易でない。本章では、「日本の医学の父」といわれるエルヴィン・フォン・ベルツ(一八四九―一九一三)の言葉をもとにこれらについて考えてみたい。

1 ベルツのため息

ベルツは、明治九（一八七六）年に来日して東京大学医学部で教鞭をとったドイツ人教師である。[2] ライプチッヒの大学病院に勤務していたときに、入院中の日本人留学生を憐れんでしばしば見舞い、「今後日本で教師が入用になった節は私が行きましょう」と何気なく言ったところ、間もなく招聘状が届いたという。[3] 二七歳のときに二、三年間のつもりで来日したが、そのまま二九年間にわたって滞在することとなった。

ベルツは、滞日中に、ツツガムシ病や蒙古斑の報告、肺ジストマの虫卵の発見などの研究業績をあげた。また、医学教育や衛生・医療行政への提言でも大きな貢献をした。後年、秋桜子はベルツを偲んで、「菊にほふ　国に大医の名をとどむ」と詠んだ。

以下は、明治三四（一九〇一）年一一月二二日に開かれたベルツの在職二五年記念祝賀会での講演である。

「私には、日本人は西洋の科学の成立と本質について、幾重にも誤解しているように思われます。人々は科学を毎年しかじかの成果を挙げ、無造作に別の場所へ移して仕事をさせることのできる機械のように考えています。しかしそれは間違いです。西洋の科学は機械ではなく、生き物のようなものです。あらゆる生物と同様に、成長には一定の風土と環境が必要なのです。西洋の科学は精神の緊張のみなぎる大気の中で息づいており、火花がきらめき光が走ると、未知の領域が照らし出され、新たな現象が結晶となって析出します。この大気は姿を現そうと苦悶する無形の観念で満ちています。観念は偉大な研究者の助けにより生を受けますが、しばしば重い陣痛を伴います。他の研究者達は、この間に、想像を絶する自然の巨大な力を制御し、これに魔術をかけて人類に奉仕する存在にしようと努力しています。

しかし、地球の大気が無限の時間の結果であるように、西洋の精神的大気も、自然と世界の謎の解明を目指す多くの傑出した精神の持ち主の数千年にわたる努力の成果なのです。それは困難をきわめた道であり、汗、しかも気高い人々のおびただしい汗と、流された血と火刑台の炎によって印された道です。これは精神の大道であり、その起点には、ピタゴラス、アリストテレス、ヒポクラテス、アルキメデスの名が見られ、そして最近の標石には、ファラデー、ダーウィン、ヘルムホルツ、ウィルヒョウ、パストゥール、レントゲンの名が刻まれています。これこそヨーロッパ人の到るところ、世界の果てまでも身につけている精神であり、アレクサンダー大王に力と勇気を授けた精神です。……同じ精神が、後に新大陸を発見し、辺境の砂漠や大洋や海底を踏査したのであり、永久に人の住めない北極への探検が、労苦と生命を最大限賭ける意義があると観じえたのです。

諸君、諸君もまた過去三〇年間に、少なからぬ数のこの精神の担い手を、諸君の仲間として迎えました。西欧の各国は日本に教師を派遣してきました。彼らはこの精神を日本に移植し、日本人がこれを自分たちのものにできるように情熱を注いできました。しかし彼らの任務は大いに誤解されました。彼らは科学を育てる庭師になろうとしていたにもかかわらず、日本人は彼らを科学の果実の切り売り人として扱い、最新の成果物だけを受け取ろうとしました。教師達は「科学の樹」が日本で根付いて成長できるように種をまくつもりでした。この樹は適切に育てられれば、いつも新鮮で美しい実を結ぶのです。日本人は新たな成果を生むはずの精神を学ばずに、最新の成果物を受け取ることで満足してしまいました。」（(4)より筆者訳、全文は(2)、抜粋は(5)に掲載）

ベルツの言う「科学の樹」とは何か、当時はともかく、それは今日の日本に根付いたのか、疑問に思う人々は多いはずである。ベルツの真意を理解するには、近代医学がどのようにして成立し、何が課題だったのかを知る必要がある。

2　西洋医学と科学思想の系譜

西洋医学は古代ギリシャにさかのぼる。ギリシャ神話では、医学は神の知ではなく、有徳の半人半獣ケイロンからアスクレピオスに授けられたという。歴史的には、ヒポクラテスの時代（前五世紀）に、経験と観察に基づく医学が始まったとされる。ヒポクラテス全集には多くのすぐれた格言が記されており、当時の医療の考え方を知ることができる。とくに、「人間への愛のあるところに医術への愛もある」は、医療における人間愛、倫理観の尊重、知性を示した言葉として知られている。

ヒポクラテス医学は自然治癒を重視し、食事、運動、入浴、瀉血、浣腸、薬草などによる治療が中心だった。ヒポクラテスは泥地から発生する悪い空気（瘴気、ミアスマ）や、生活習慣、職業、季節、気候、体質などが病気の原因になるとした。ヒポクラテス医学の学説は体液病理学である。病気は、血液、粘液、黄胆汁、黒胆汁という四大体液の乱れによると考えていた。ヒポクラテスの医学を継承し発展させたのが、二世紀ローマのガレノスである。ガレノスは学術としての医学、とくに解剖学を重視したが、多くの誤りがみられた。しかし、後にガレノスは中世カトリック教会の公認となり、ガレノスに反する説は教会から異端とされた。

ローマ帝国の滅亡後、古代ギリシャの学問はイスラムに伝えられて発展する。医師で哲学者だったイブン・シーナ（九八〇―一〇三七、ラテン語名アヴィセンナ）は、アリストテレスの思想にプラトンのイデア思想を取り入れ、唯一神教信者にも受け入れられるものとした[6]。また、医学は学問であり、理論と実践の両者が重要であるとした。しかし、後にアヴィセンナの思想は神を危うくするとされ、アリストテレス思想も次第に抑圧されていった。その結果、自由な哲学の拠点は、西方イスラム世界であるイベリア半島に移された。

一一世紀末にキリスト教徒はイベリア半島を奪還したが、トレドやリスボンの図書館でキリスト教徒が見出したのは、アラビア語に翻訳された大量のアリストテレスやアヴィセンナらの学術書だった。これらは人間の理性を重視し、中世の思想に大きな影響をもたらした。とくに、アヴィセンナの『医学典範』は一七世紀までヨーロッパの医学教科書として使用された。

科学の成立は、自然をめぐる宗教界と人間の理性の戦いの歴史だった。重要な視点は、「神は聖書だけでなく、自然というもう一つの書物を書いた」とする思想である。これは、パウロの「ローマ人への手紙」のなかに端緒がみられ、トマス(一二二五―一二七四)、ベーコン(一二一九頃―一二九二頃)、カルヴァン(一五〇九―一五六四)、ガリレオ(一五六四―一六四二)など、時代を先駆けた思想家や研究者により繰り返し語られた。しかし、自然の探究から明らかになる法則は、神と人間の理性のどちらに属するか、さらに誰が管轄すべきかが問題となってくる。その中で、トマス、スコトゥス(一二六五頃―一三〇八)、オッカム(一二八五―一三四七頃)に到る思想は、「科学的な発見を神学的に解釈するという重圧から人間を解放し、新たな姿勢で自然にアプローチする」基盤となった(6)。

アリストテレスは中世に新たな光をもたらしたが、その後、教会が自らの権威づけに利用したことにより、次第に反発を招くようになった。修道士で哲学者だったブルーノ（一五四八―一六〇〇）はアリストテレスの自然学を批判し、自然に存在する造化者、すなわち普遍的理性が自然の作用原因であると主張した。このためブルーノは異端とされ、一六〇〇年にローマで火刑となった。解剖学者も犠牲となった。スペインのセルヴェトゥス（一五一一―一五五三）である。彼は、血液が肺を通過して大気と混じり鮮紅色となること、すなわち肺循環系を発見した。しかし、精気は精霊であり、血液の座にあることは異端とされた。セルヴェトゥスは三位一体論を否定していたこともあり火刑に処せられた。

宗教裁判で弾劾されたガリレオは、宇宙が「数学の言葉」で書かれていると唱え、自然研究のあり方に歴史的な影響を与えた。これにより天文学と物理学がまず発展した。医学が数学の言葉で語るようになったのは、物理学と化学に基礎を置く生理学が、一九世紀に成立してからである。

3　デカルトと近代医学

医学に転機をもたらしたのは、ハーヴィ（一五七八―一六五七）による血液循環の発見だった。これはガレノス医学だけでなく、神中心の中世世界とも決別する契機となった。ハーヴィを

「称賛すべきイギリスの医師」として紹介したのがデカルト(一五九六―一六五〇)である。[7] デカルトは、「原理なくして事物は認識され得ない」[8] とし、近代科学の基礎を築いた。デカルトは医学にも強い関心をもっていた。なかでも慢性心不全に関する記述は現代医学に通じる洞察力を示している。「水腫病を患っているとき、喉の乾きに苦しみ、それは渇きの感覚を精神に伝えるのを常とし、さらにまたこの乾きによって病気を悪化させる飲み物を飲むようになる。したがってここで残されたことは、なぜ神の善性は、このように解された自然が欺くものであることを妨げないか、を探究することである」[9]。デカルトは、脚や腕を切断した人たちの幻肢痛も記載しており、こうした臨床的な観察から、「知覚と感覚の不確かさ」と「方法的懐疑」、さらに「近代的自我」を確信したように思われる。

機械的身体観と人間理性による決定を唱えたデカルトの思想は、メカニズム解明をめざす実験医学の基礎となった。さらにデカルトは、「われわれを自然の主人にして所有者たらしめる」[7] と述べ、応用研究の考えも示していた。

今日、デカルト主義には多くの批判があるが、デカルト自身は幅広い視野で学問を展望していた。すなわち、学問は知恵の探究をめざすものであり、知恵とは生活の思慮、健康の維持、あらゆる技術の発見などについての人間の知りうる完全な知識を意味していた。さらに、学問全体は樹木であり、その根は形而上学、幹は自然学、枝は諸学であるとした。果実は三本の枝、すなわち医学と機械学、とくに究極の知恵である道徳の枝に実ると考えた。[8] ベルツが育てようとした「科学の樹」は、デカルトの「学問の樹」であり、デカルトは旧約創世記の「知恵の木」を意識していた。

大陸中心の合理論とイギリス中心の経験論は、カントの哲学により統合される。「自然とは普遍的法則に従って規定されている限りでの物の現実的存在である」[10] というカントの認識は、今日の自然科学研究の基本である。また、合理論と経験論の統合により、仮説を立てて実験を行い、現象の原因となる機序を解明して初めて理解できたとする「仮説先導型メカニズム研究」の枠組みが作られた。

自然の認識が神性から独立しつつあっても、医療にはさほどの進歩はなかった。天体の運動が身体や精神を制御し、疫病はヒポクラテス以来の瘴気によるとされていた。治療は体液病理学説に基づく瀉血や浣腸に依存していた。しかし、マラリアに対するキナ皮が一七世紀に、水腫に対するジギタリス葉が一八世紀に用いられるようになった。

こうした状況のなかで、経験に基づく近代医学がまず外科で誕生する。フランスの床屋外科医パレ(一五一〇―一五九〇)は、肢切断時に動脈結紮(けっさつ)による止血法を開発した。種痘法のジェンナー(一七四九―一八二三)も外科医だった。外科医の鋭い洞察力と実行力が医学を進歩させた例は、その後も数多く知られている。

革命後のフランスでは内科と外科が連携し、教育も実践が重視された。また、病院が医学の中心となり、身体診察法、臨床と病理の対比、多数の患者における診断・治療の評価などで、大きな進歩がみられた。さらに科学的医学も認識されるようになった。「実験医学の父」ベルナール(一八一三―一八七八)は、ヒポクラテス主義による単なる観察や無謀な医療を批判した。ドイツでは、「近代病理学の父」ウィルヒョウ(一八二一―一九〇二)が細胞病理学を構築した。これらの発展により、一九世紀中頃には医学は近代科学の仲間入りを果たした。なお、自然を研究する者は従来「自然哲学者」と呼ばれていたが、一八三四年、英国科学振興学会はこれを廃し、「「物質世界に関する知識の研究者」という意味で「科学者」scientist という新しい英語を造った」。これにより科学は哲学から独立することになった。[11] 医学においても専門分化が進み、一九世紀後半にはドイツを中心とする研究室医学が飛躍的な発展をとげた。わが国に近代医学が移植されたのはこのような時期だった。しかしながら、切り枝から育てられた「科学の樹」は、医学だけでなく、今日の日本の科学のあり方全体に、色濃い影を落としている。

4　偶然を手なずける

中世ヨーロッパの自然研究は、自然の法則を通じて神の知性を認識しようとした。なかでも規則性と秩序を示す天体の運動は必然の世界であり、研究対象となった。一方、人間の営みにみられる偶然は、幸運や不運を招き秩序を乱すために、無知の世界に属するとされていた。これに対し神学者スコトゥスは、偶然も神の自由意志であり、必然は「神の意思によって在る偶然」により支えられているとした[12]。同時に、「現実の状況を的確に判断し正しく行為することは、神の意思に正しく応えることになると理解され、われわれがこの世でいかに生きるべきかを現実的に考える知が求められた[13]」。これらは近代社会と近代科学を準備する発想だった。

偶然とされる地上の営みにも「神の秩序」を見出しうることは、統計学によって次第に明らかとなる。とくに統計を人間生活と密接なものにしたのがケトレー(一七九六―一八七四)である。ケトレーは兵士の胸囲や出生数などが、正規分布に見られる秩序と関わっていることを示した[14]。今日、肥満の判定に用いられているBMIもケトレーの考案である。

統計は医学の新しい手法となった。一七四七年、イギリス海軍のリンド(一七一六―一七九四)は壊血病の水兵一二名の患者を六群に分けて実験し、オレンジとレモンで劇的に改善することを示した。一九世紀初めのフランスでは社会のさまざまな活動が計測され、「数字の洪水」を呈した。当時の医療は瀉血が大流行だった。パリ大学のブルセ(一七七二―一八三八)があらゆる疾患を胃腸炎と結びつけ、ヒルによる瀉血を行っていたためである。一八三五年にルイ(一七八七―一八七二)は、瀉血量と死亡率や症状の改善の間に関連がないことを統計表で示した。

統計と疫学を結びつけたのはイギリスのスノー(一八一三―一八五八)である。一八四八年、スノーはロンドンのコレラの発生源が特定の井戸であると推測し流行をとめた。また、ウィーンのゼンメルヴァイス(一八一八―一八六五)は瘴気によるとされていた産褥熱の原因が、解剖後に手を洗浄せずに診察を行う医師によるとした。しかし医学界の抵抗により大学を追われ、洗浄と消毒が広く実施されるには半世紀を要した。

医学研究においてベルツの時代以後の大きな変化の一つは、統計医学である。一九世紀の統計学は統計表やグラフによる記述統計学だったが、二〇世紀に入ると推測統計学に変容した。フィッシャー(一八九〇―一九六二)の有意差検定では、帰無仮説を設定する。観察された現象の生じる確率が有意水準(p値)以下であれば帰無仮説は棄却され、「両群に差がないとは言えない」という結論になる。しかし、有意差検定は仮説が棄却されたときに初めて意味を持つものであり、解析の結果をどのように利用するかが重要である。

有意差検定は偶然を巧みに利用している。仮説の棄却は、偶然にしてはどれほど稀な現象か、賭けの配当予想(オッズ)でいえば何倍に相当することかという喩えにより説明される。そもそも神の自由意志である偶然性を評価するのに、賭けの配当予想から判断するわけである。こうして不確実さが伴う世界の記述は、「偶然を手なずける」ことによって可能になった。[15]

統計学の隆盛には、一九世紀当時から多くの批判があった。生理学者のベルナールも強硬派の一人だった。彼は、生命現象の存在条件は絶対的に決定されているという立場から、個人の未来を予測できない大数の法則には何の価値もないとした[16]。統計医学への批判は今日でもしばしば語られる。これは、有意差のみに関心が寄せられ、データにどれだけの重みがあるかが忘れられがちになるからである。メカニズム研究は「神の視点」から自然の摂理を探究するのに対し、統計学は「行為者の視点」に立って、生老病死や人間の営みを分析する科学である。二〇世紀の物理学で偶然の法則が優位となったように、今日、推測統計学は臨床医学や疫学の基盤となった。

5　森鷗外と「厳密な科学」

わが国の臨床研究としては、海軍医務局長だった高木兼寛(一八四九—一九二〇、後に海軍軍医総監)が明治一七(一八八四)年に行った脚気研究が有名である。明治一六(一八八三)年に南米まで周航した練習艦「龍驤」(乗員三七六名)で一六九名の脚気患者が発生し、うち二五名が死亡した。高木は水兵食が原因と考え、翌年、練習艦「筑波」(乗員三三三名)ではパン食に変更して同一航路をとらせた。「筑波」では脚気はほとんど発生せず(発症一六名、死亡〇)、脚気の栄養説が強く示唆された。一方、陸軍で兵食を研究していた森鷗外(一八六二—一九二二、後に陸軍軍医総監）は高木の説に強く反対した。

「その説理りあるに似たれど「防脚気」の成績は「給麦」と同時に起りたること明かなるのみにて、これより直ちに「クム、ホック、エルゴー、プロプテル、ホック」(cum hoc, ergo propter hoc.（註）それ故に）とは謂ふべからず。若し夫れこれを実験に徴し、即ち一大兵団に中分して一半には麦を給し一半には米を給し両者をして同一の地に住ましめ、爾他の生活の状態を斉一にして食米者は脚気に罹り食麦者は罹らざるときは、方にわずかにその原因を説くべきのみ…。[17]」

当時、ベルツは、脚気を伝染病に似た点をもつ中毒症と考えていた。明治二九（一八九六）年発行の『内科学』では、「本病の食物と親密な関係を有するは確実なり」と考えてはいたが、「米食若くは日本食は唯脚気の素因を成すに過ぎざるのみ」としている。[18] 鷗外は高木の説を認めず、そのため日露戦争中の陸軍では脚気による病死者数は戦死者をはるかに上回った。鷗外は晩年の短編小説『妄想』において、複雑な思いを医学生に語らせている。[2]

「自然科学のうちで最も自然科学らしい医学をしてゐて、exact な学問といふことを性命にしてゐるのに、なんとなく心の飢を感じて来る。生といふものを考へる。自分のしてゐる事が、その生の内容を充たすに足るかどうだかと思ふ。生れてから今日まで、自分は何をしてゐるか。……自分のしてゐる事は、役者が舞台へ出て或る役を勤めてゐるに過ぎないやうに感ぜられる。[19]」
鷗外は統計学に無知だったわけではなく、あまりにも統計学を厳密に考えていたために判断を誤ったと考えられる。

6　医学知の循環

デカルトが予想したように医学知識は爆発的に増大した。一九世紀末のコッホの研究室では北里柴三郎(一八五三―一九三一)が破傷風菌の純培養に成功した。さらに破傷風菌から分泌される毒素が破傷風の原因であることを示し、次いで抗血清療法を開発した。このような病気のメカニズムに基づいて診断や治療法を開発する研究は、今日、橋渡し研究あるいはトランスレーショナル・リサーチと呼ばれている。しかしメカニズムに基づく医学も誤りから逃れられない。このため診断や治療法は常に臨床の場で検証する必要がある。

ベルツも滞日中に、副食として肉を車夫に与えて持久力への影響を観察したことがある。また、入浴中の橈骨(とうこつ)動脈の脈波の波形を分析するなどの臨床的な研究も行った。しかし、ベルツの時代と異なり、現在の臨床研究はさまざまな監視のもとに行われるようになった。人を対象とする研究は、倫理的妥当性や安全性・毒性などについて事前に評価される。さらに、臨床試験には遵守すべき指針や法律が定められている。患者の同意や個人情報保護はもとより、研究倫理審査委員会（ＩＲＢ）、医薬品の製造や品質管理基準であるＧＭＰ（Good Manufacturing Practice）、医薬品の安全性試験の標準手順法であるＧＬＰ（Good Laboratory Practice）、臨床試験の実施基準であるＧＣＰ（Good Clinical Practice）などである。米国ではＩＲＢが一九六六年、ＧＭＰが一九六二年、ＧＬＰが一九七九年、ＧＣＰが一九七四年、個人情報保護に関する規定が一九九六年に定められた。しかしながら、日本ではそれぞれ、一九八九年、一九八〇年、一九八二年、一九八九年、二〇〇三年であった。これらの整備がなされないままに臨床研究を実施することは、社会的批判を受けることになり、わが国の臨床研究は急速に停滞した。その間、さまざまな薬害問題も発生した。このため、現在では国民の参加をえて、薬事行政のあり方を研究する、いわゆるレギュラトリー・サイエンスの重要性が注目されている。

新しい医療だけでなく、既存の医療も常に評価が必要である。その際の指標は、検査値よりも臨床上の重大事象（死亡や心筋梗塞、脳卒中など）が重視される。とくに生活習慣病における統計解析では群間の有意差を示すだけでなく、重大事象の発症率がどの程度抑制できたのか、また、一人が薬剤の恩恵を受けるのに、何人がその薬剤を使用しないといけないかなどの定量的評価も重要である。これらの臨床研究の結果を批判的に吟味して、個々の患者に最適な医療を提供することを「根拠に基づく医療」といい、今日の臨床医学の基本的な考え方となった。将来は、大規模なネットワークシステムを用いて、病歴、生活習慣、環境要因、身体所見、血液検査、画像、ゲノム、生活の質、臨床的な事象などがデータとして統合され、医療の有効性が総合的に判断される時代になると考えられる。

このように、臨床医学は、基礎研究(理論知)、橋渡し研究(橋渡し知)、臨床現場での実践(実践知)、疫学研究(評価知)、そして再び基礎研究へというサイクルを描きつつ発展する(医学知の循環)。かつてアリストテレスは理論知を至上とし、現場における「棟梁的な知」である実践知は下位に位置づけた[20]。理論が必然的なものごとに関わる知であるのに対し、実践は偶然に関わる知と考えたからである。しかしながら、実践が医学に含まれる以上、医学の知に時相のずれはあっても、上流と下流が存在するわけではない。

医学の恩恵とリスクはともに確率に支配される。たとえ集団における医療の意義が認められても、個人は偶然、すなわち運不運に左右され、ときに不条理な状況に陥ってしまう。このため、「医学知の循環」を推進するには、医学研究の意義、研究に伴うリスク、医療の有効性と有害事象について、社会との対話が極めて重要である。

7　臨床医にとっての医学研究

ベルツ自身が臨床医学のなかで近代科学をどのように位置づけていたかは興味深い。それは前述の『内科学』の緒言に示されている。

「抑も医の道たるや実業なり。技術なり。決して主に書に就きて学び、若くは単に書に従て得べきものに非ず。只倦まず怠らず、病床上の練習を積んで始めて之れに通ずることを得るのみ。彼の医の学即ち医理部は此技術を助くる者たるに過ぎず。……学びて知りたる所を実地に応用すること、即ち人を療し病を防ぐこと其本旨なり。……時としては学説に編(ママ)して実業を軽ずるものあり、是余が特に一言する所以なり。[18]」

さらにベルツ夫人花子の回顧談には、若き日のベルツの人柄を示す記述がある。

「明治一五年の事東京にコレラが大流行致し、その時始めて本所に隔離病院が出来ました。コレラは恐ろしいといふので誰れも嫌がって尻込み致します。宅(ベルツ)は午前中は大学へまゐり午後からそこへ通って治療に当りましたが、実に悲惨で眼もあてられなかったと申します。……病院から帰っても白衣を洗濯する者がない。これは私の役ですから引受けてやりましたが実に怖かったものです。学生達も嫌がりました、「皆さんは侍の子だ、危険を冒して患者を助けるのが武士道ではないか」と宅が申しましても「それは昔の事です、扶持米を貰って居りましたから命も捨てましたが、今ぢゃ自分の命なのですから、そんな危険な事に携る事は嫌です」などと申します。[3]」

このようにベルツは、科学の本質を理解していたが、科学主義者ではなかった。これはベルツの受けた教育と無縁ではない。ベルツの恩師ヴンダーリヒ（一八一五—一八七七）は、今も使われる体温表を考案し、熱型による診断を行ったことで知られている。若い頃にパリで、病理学に根ざした臨床医学を学び、帰国後、ウィルヒョウらと共に、ドイツ医学の改革の旗手となった。生理学に基づく科学的な医学を唱えたが、臨床医としても評判が高く、医学史の著作も残している。ベルツは、師を通じてフランスの病院医学と新興ドイツの研究室医学の両者をバランス良く学んでいたと思われる。

8　数学で語れない病

近代医学は病気を数字や図で客観的に表現する。しかし、経験豊かな医師は数字に頼らずに、臨床的な物語として全体像を再構成し、個々の患者に固有の問題点を探りあてる。医学知識の活用も、臨床の物語次第で異なることを体得している。さらに、医学上の物語にも注意を払い、数少ない経験から大きな発見をすることもある。

一方、医師からみた物語だけでなく、患者の認識する物語やドラマ性もよく理解する必要がある。それは精神疾患で最も明らかである。身体疾患においても、患者が病気をどのように理解しているかは、診断や治療、患者による治療の受け入れ、さらに予後にも影響を与える。患者の病気のとらえ方は個人的な経験だけでなく、文化や制度などの社会的な状況にも依存する。したがって医療者は、生老病死がその社会でどのように理解されているかも把握しておかなければならない。

人間愛を伴う実践は医学の基本である。これは患者を支援するだけでなく、自由を得た近代人の自我に付随する不安を克服する上でも重要である。このため医学が追求すべきなのは単なる生物医学的あるいは統計的な知ではなく、公共知を含む統合した知である。これは中村雄二郎のいう「知の在りかた一般の考え方としての「臨床の知」である。[21] この認識が不十分であったことが、わが国における生命倫理、医療安全、院内感染、臨床研究への取組みの遅れになったといえよう。

「臨床の知」は生物医学や統計医学を軽視するものではない。何よりも、実践と経験のみに依存した医学の過ちの例は数多い。個々の患者に最適な医療を提供するための知識と技術は、今後も生物医学から生まれるであろうし、統計医学も患者の背景や医療者の経験を前提条件とすることにより個別医療に貢献するはずである。

9　おわりに

ベルツは明治三五年四月二日に東京音楽学校（現東京芸術大学）の講堂（奏楽堂）で開催された第一回日本聯合医学会（現在の日本医学会総会）において招請講演をおこなった。そのなかで、会議をあまり多くの分科会に分散しないように忠告した。

「専門家にとってこそ、日頃あまりにもかたよった仕事をしているのですから、こんな機会に全般的研究と自己の専門領域との関係を知ることは特に価値があるわけです。と申しますのは、生ある有機体におきましては、個々の部分相互に不可分に関連しているからであり、また多くの専門研究家は、ほとんど効果を予期しなかったような方面から、しばしば最大の成果を得ているからであります。」[5]

ベルツは、医学者に求められるヒポクラテス精神と「複眼的視野」を備えていた。[2] ヒポクラテス全集には、「いったい人間とは何であるか、人間ははじめどのようにして生じたか、何から組み立てられているか、そのような知者や医者が自然について言ったり書いていることは、医術とは遠く隔たっている。これをはっきり知るのは、医術そのものを全体としてただしく把握してはじめて可能なのである」という一節がある。[22] これは当時の自然学に対する批判だったが、「医術」の根底にある思想を人間と自然の理解の基礎とする点は、中村の唱える「〈臨床の知〉の主導下に科学的医学の諸成果を思い切って取捨選択し、再組織すること」に通ずるものがある。[21]

ギリシャ神話の怪獣ケイロンは象徴的である。医学には多くの矛盾と危険性が含まれているからである。人を対象として知識を得るとはいかなることか、よく生きるとは何か、我々はどのような社会を作ろうとしているのか、などへの省察はすべての人に求められる。未来の医学は、個別領域の知識を深めつつも、医学に内在する二面性についてグローバル化した社会と対話を図り、均衡点を求めて多面的な知がダイナミックに循環する学問として体系化されると考えられる。

参考文献

（1）プラトン、三嶋輝夫・田中享英訳『ソクラテスの弁明・クリトン』講談社学術文庫、一九九八
（2）池上純一「「純粋培養」を超えて――複眼の人間学者ベルツ」（『ベルツ日本文化論集』東海大学出版会、二〇〇一）
（3）鈴木双川「エルウィン・ベルツ博士の思ひで」（ベルツ花子刀自回顧談1、東京医事新誌、三〇

二〇号、四九—五〇頁、一九三七)
(4) Felix Schottlaender, Erwin von Baelz, 1849–1913: Leben und Wirken, eines deutschen Arztes in Japan, Ausland und Heimat Verlags-Aktiengesellschaft, Stuttgart, 1928
(5) トク・ベルツ編、菅沼竜太郎訳『ベルツの日記(上)』岩波文庫、一九七九
(6) リチャード・ルーベンスタイン、小沢千重子訳『中世の覚醒』紀伊國屋書店、二〇〇八
(7) デカルト、谷川多佳子訳『方法序説』岩波文庫、一九九七
(8) デカルト、桂寿一訳『哲学原理』岩波文庫、一九六四
(9) デカルト、山田弘明訳『省察』ちくま学芸文庫、二〇〇六
(10) カント、篠田英雄訳『プロレゴメナ』岩波文庫、一九七七
(11) 藤沢令夫『プラトンの哲学』岩波新書、一九九八
(12) 八木雄二『中世哲学への招待　「ヨーロッパ的思考」のはじまりを知るために』平凡社新書、二〇〇〇
(13) 小川量子「ドゥンス・スコトゥス」(『哲学の歴史3』中央公論新社、二〇〇八)
(14) マイケル・カプラン、エレン・カプラン、対馬妙訳『確率の科学史』朝日新聞社、二〇〇七
(15) イアン・ハッキング、石原英樹・重田園江訳『偶然を飼いならす』木鐸社、一九九九
(16) クロード・ベルナール、三浦岱栄訳『実験医学序説』岩波文庫、一九三八
(17) 福井幸男『知の統計学2』共立出版、一九九七
(18) エルヴィン・ベルツ、馬島永徳他訳『鼈氏内科学』一八九六

(19) 森鷗外『妄想　他三篇』岩波文庫、一九四一
(20) アリストテレス、高田三郎訳『ニコマコス倫理学（上）』岩波文庫、一九七一
(21) 中村雄二郎『臨床の知とは何か』岩波新書、一九九二
(22) 大槻真一郎他訳「古来の医術22」（『ヒポクラテス全集』エンタプライズ、一九八五）

第V部　対談　医の未来を語る

矢崎義雄（国立病院機構理事長）
小川秀興（順天堂理事長）
永井良三（東京大学医学部教授／司会）

1　国民皆保険制度の役割

永井　二〇一一年は、国民皆保険制度ができてちょうど五〇周年に当たります。これは世界的に見ても非常に優れた医療制度で、日本の医療を長く根底から支えてきたものです。対談を始めるに当たりまして、まず国民皆保険制度についてお話を伺いたいと思います。

矢﨑　健康保険制度は中世のドイツに始まるといわれますが、現在の日本の国民健康保険制度と直接つながりがあるのは、イギリスの医療制度です。第二次大戦後、イギリスでは「医療は国が行なうもの」という社会保障の視点から、医療費は原則無料という制度ができたのですね。日本はこの制度にならって、一九六一年に国民皆保険制度を発足させました。この制度は、医療の水準は高いレベルに保ちながら医療費を低く抑えてきたという意味で、本当に成功だったと私は思います。二〇〇〇年には、世界で最も合理的な医療提供体制であると、WHO(世界保健機関)から評価されましたね。

小川　カナダ政府が二〇〇九年に出した"Rank Country Grade"というレポートによれば、日本の医療制度は最上位のAランクとなっています。ご参考に、他の国のランクを紹介しますと、Ａランクはスイス、イタリア、ノルウェー、Ｂランクはスウェーデン、フランス、フィンランド、ドイツ、オーストラリア、カナダ、Ｃランクはオランダ、オーストリア、アイルランド、イギリス、デンマーク、アメリカとなっています。日本が国民皆保険を実現したことは、世界に冠たる成果だと思います。平均寿命、とくに健康寿命が男女とも世界一位と延びたことが重要ではないでしょうか。お年寄りが元気で、活きいきと生きていくために、皆保険制度はひとつの大きな足場になると思います。

永井　一方で、皆保険制度は現在、いろいろな課題をかかえています。今後、どのようにして維持・発展させていけばよいでしょうか。

小川　大きな課題は、制度を支えている医療費が厳しくなりつつあることですね。ただ、少なくとも近年のデータで見るかぎり、医療費は一般に考えられているほど高くはありません。この点は国民のコンセンサスとしていく必要があると思います。たとえば、ＯＥＣＤ加盟国のデータ(二〇〇七年)で見ると、日本の医療費のＧＤＰに占める割合は八・一％です。全体の平均が八・九％、うちＧ7と呼ばれる国の平均は一〇・四％で、約三〇ある加盟国のうち日本は二一番目に位置しています。残念ながら、こうした事実は日本国民全体には、あまり知られていません。メディアには事実にもとづく報道をしてほしいと思いますが、医療の現場にいる私たちが、たえず伝えていかなくてはいけないことですね。

矢﨑　医療費に関しては、国民一人ひとりの「負担感」がどうかという問題もありますね。皆保険制度が発足したとき、医療費はほとんど無料でした。ところが、近年は経済が停滞してきて、財政的に医療費をまかなえなくなり、国民に負担がかかるようになった。実際、三割負担であるとか、高齢者も医療費を負担するようになったり、比較的短い間に個人の負担額が増えた。そういう状況になって、自分の価値観で判断した医療を受けたいと思う人も増えてきた。これは当然のことといえますが、そうした国民の負担感に対して、医療の側がまだきちんと対応できていない面もありますね。

2　医療現場の再構築

永井　これからは、国民皆保険制度のもとでも、各医療機関の機能の分担や連携など、枠組み全体が変わっていく可能性があります。その際、トップダウンや競争原理ではなく、その時代に合った医療の提供体制が緩やかにできてくるのがよいと思うのですが、いかがでしょうか。

矢﨑　医療の提供体制は、地域が単位であると思います。国は一つの大きなグランドデザインを描きますが、それを具体化するのは地域です。地域の医療は、行政指導で行なうものではなく、医療当事者が一つのコンソーシアムをつくって、そこで議論しながら行なっていくものではないでしょうか。そのためには、核となる病院が中心となって地域医療の体制を組み立てて、それぞれの病院の得意とするところを伸ばしていく必要があります。大きなグランドデザインをブレイクダウンしても、なかなかうまくいきません。国全体のグランドデザインに従いながらも、地域から積み立てて全体の像を組み立てるという方法が求められると思いますね。

小川　地域にすでに存在する、地域と関係の深い病院がコアとなって、地域全体における役割分担とネットワークを地域が主体性をもって考えていくということですね。その次に大切なのは、この国の医療を支え、推進するための研究ではないかと私は考えています。医学・医療は決して非生産部門ではなく、大きな知財を生み出していきます。アメリカはそれを大変な勢いで創生していますね。しかし、日本はいま、医薬品や医療材料、治療・診断の機器等に関して二兆円近い輸入超過になっています。こういう状況を転ずるには、やはり研究のコアになる拠点づくり、資材、人材の配置等、そして研究開発費の効果的投資を考えなければいけないと思います。

矢﨑　その際に最も大事なことは、研究の成果を臨床にどう活かすかですね。ところが、わが国では、いわゆる治験がなかなか進みにくい状況にあります。それは一つに、勤務医が忙しすぎるからです。しかも、医療が高度化するに従って医療のプロセスも複雑化して、完成された治療法ができる一方で、医療の不確実性も増えてきています。とくに、病院の医療は難しいところに差しかかっていると思います。

永井　たしかに、手術も高度化して、診療のボリュームが急速に増えて現場の負担が大きくなっていますね。これを支える体制の整備が望まれますね。

矢﨑　そうですね。周辺の業務が非常に増えて、しかもその業務を全部、医師が抱えてしまっています。これでは臨床研究に時間が割けません。やはり医師に全部の業務を抱えさせるのではなく、たとえば新しい職種をつくって役割を分担させ、医師は診療業務、あるいはスキルの向上に専念できる支援体制を構築していく必要があると思います。

小川　専門が違うドクター同士の連携、そしてコメディカルの人たちとの連携、そのネットワークをつねに考えて、柔軟に取り組んでいくことが重要ですね。勤務医が自分のもてる技(わざ)や専門性を発揮できるようにするためには、やはり第一に処遇の改善です。第二に、勤務医の数を増やす。第三には、あるところまで数を増やしたら、あるいは同時進行としてコメディカルの人たちとのネットワークを強化して、役割分担を図っていく。この三つのステップだと思います。

矢﨑　これは実際に始まっていることなのですが、これからは高度な診療能力をもった看護職を育成することが重要だと私は考えています。熟練のスキルをもった看護師さんにやってもらった方が、患者さんにとって満足度の高いものがいろいろありますよね。たとえば注射でも、下手な医師にやってもらうより、上手な看護師さんにやってもらう方がいいでしょう。それを一歩進めて、病気の病態生理や薬の薬理作用も理解して、適切な医療行為が行える、医師的な考え方をもった看護職を育成する必要があると思っています。この医療行為を行ったら患者さんにどういう影響があるか、自分はどこまでやっていいか、ここを超えたら医師に頼むとか、そういう自分の判断力をもった看護職を育てようとしています。

小川　医師以外の医療者たちのバージョンアップを図るということですね。医師の数を増やすだけではなく、ある程度まで増やしたところで、同時にコメディカルの人たちも強化しなくては、大きくなりすぎた医師の守備範囲は改善できないと思いますね。

3　社会とともに歩む医学

永井　臨床の現場にはいろいろな課題がありますが、そればかりに目を向けていては医学は行き詰まってしまいます。基礎的な研究にしっかり取り組み、次の世代の人材を育てなくてはならないと思います。ところが最近、基礎医学を志望する人や外国へ留学する人が減っています。次の時代の人材育成や研究の推進について、先生方はどのようにお考えでしょうか。

矢﨑　私は、それは医学教育の問題でもあるのではと思います。従来の学体系そのものを継続している現在の医学教育が本当によいのかどうか。これまでのように生理学、解剖学から入るのではなく、生命はどんな起源をもち、どのように進化し、どこへ行くのか、といった話から始まる医学教育もあってよいのではないかと、個人的には考えています。そのためにも、最近は「理科離れ」ということも言われていますが、大学へ進む前の高等学校の段階で、もっと生命科学に対する興味がわくような教育も必要ではと思いますね。

小川　医学は人間を対象とした学問ですから、知性と同時に感性も磨く必要があると私は考えています。感性あふれる教養人が、医学者として、あるいは臨床医家として育っていく。そういう教育を考えていく必要があるのではないでしょうか。いまの医学教育は、おもに知性の部分で判断して、人を思いやる気持ちとか、自然を見て何かを感じるとか、そういうことは評価されないものになっています。なかなか難しい課題ですが、もっと感性の部分を教育に取り入れていくべきではと思いますね。

永井　臨床的なスキルであれ、基礎的な研究であれ、若い人はまず各論ができなくてはいけないと私は思います。若いうちは、狭い領域ではあっても一度は最前線を経験して欲しいと思います。分子生物学などの最先端のサイエンスとしての医学研究は、これからもっと推進しなくてはいけないわけですが、一方で医学は全人的なものでもあります。そういう意味で、これからの医学をどのように考えるかは、とても重要な問題ではないでしょうか。

小川　難しい問題ですね。たしかに医学は人間を相手にするだけに、サイエンスで分析しにくい部分もあります。しかし、サイエンスの部分と感性の部分、そういう両面へのチャレンジ、そこに医学の妙味がある。正解はないと思うのですが、それをつねに問い続けていくのが医学なのではないでしょうか。

矢﨑　医学というものは、きわめて複雑系であるし、ディメンションの違うものが一つに入ってきますね。医学は、物質レベル、あるいは遺伝子レベルでクリアカットに語られないところがあると思います。最終的にはそのレベルまで明らかになると考えられますが、いまはやはり、人間というものをどう分析し、理解できるかというところをしっかり取り組む必要がある。かたや遺伝子レベル、分子レベルのはたらき、かたや人間全体としての機能。分子のレベルと人間全体のレベルとの調和をどう保つかということは、きわめて大きな課題です。片方ばかりが進んでいては、なかなか最終的な解答は得られないのではと思います。

小川　そのミックスアップであり、連鎖ですね。そこに医学の醍醐味や面白さがある。なぜなんだろう、どういうふうになっているんだろう、とつねに正解を問い続けていく。未知のものへのチャレンジは、動物の本性(ほんせい)といいますか、人間の特性だと思います。

矢﨑　人間が他の動物と何が違うのかというと、一人ひとりの人が、その背景となる人生、生涯の履歴をもっていることで、一人ひとりが個性をもっていることだと思います。その一人ひとりの人に対して、医学・医療は個別に向き合っていかなくてはいけない。ＥＢＭ(Evidence Based Medicine)という考え方がありますが、全体の平均値の医療が正解かというと、そうとはかぎらないのではと思うのですね。医学というものは、群で比べることも大事ですが、それで正解が得られるかというと、必ずしもそうではない。いろいろ個別の問題、個性とか、経歴とか、環境とか、そういうものをトータルに勘案しながら研究しなくてはいけない。とても難しいことですが、そのように複眼的にアプローチしなくては、医学の研究は進まないのではないかと思いますね。

小川　分子生物学は医学に大きな転換のポイントを与えたと思います。最近はＤＮＡレベルの解析でかなりのことがわかってきて、たとえば、どの薬がどういう人たちに効くのかとか、副作用を招くとか、薬が効いた人と効かなかった人、そして害を受けた人との差は何なのかとか、夢と現実との接点をつなぐような手法が開発されてきていますね。そういう最先端の医学・医療を解きほぐして社会に伝えていくと、未来への展望が開けてくるのではないでしょうか。

永井　たしかにそうですね。ただ、新しい医学・医療には夢がありますが、思いがけないことも起こりえますから、社会の合意のもとに進めていく必要がありますね。社会の理解を得ながら、一緒に新しい医学・医療をつくる時代に入ってきているのではないかと思います。

矢﨑　今回の第二八回日本医学会総会のメインテーマは、「いのちと地球の未来をひらく医学・医療」です。そしてもう一つ、新しい医学・医療の進歩は、社会の理解を得て、社会とともに歩むという意味で、「理解・信頼そして発展」というサブテーマを設けています。これからますます重要になってくる課題ですね。

4　医学に何ができるか

永井　最後に、「医学に何ができるか」ということについてご意見をいただきたいと思います。医学が支える基本は、ただ人を生かすということではなく、それぞれの人がいかによく生きるかでもあると思います。そういうことを考えながら、これからの医学・医療をつくっていく必要があるのではと思うのですが、いかがでしょうか。

矢﨑　「よく生きる」ということに関して医学が貢献できることは、冒頭、小川先生がおっしゃったように、健康寿命を延ばしていくことではないでしょうか。それから、病気にならないためにはどうしたらよいかというアドバイスですね。医学に頼るということではなく、医学からいろいろな知識を得ながら、毎日の生活の中で気をつけるべきポイントを理解していただく。病気の早期診断、早期治療も大切ですが、ある程度の自己管理をしていただくことで、将来、病気になるリスクを確実に減らすことができる。ウェルビーイング(Well Being)という視点からいうと、医学にはそういう貢献の仕方もあると思います。しかも、これからの医学は、さきほど話題にもなったように、ゲノム解析によって「あなたはとくにこういうことに気をつけたほうがいいですよ」といった、予防医学的な個人指導もできるようになる可能性がありますす。これは大きく期待できるところではないかと思いますね。

小川　日本人の健康寿命が延びたのは、皆保険制度をベースとした医療人の努力と、医学に対する国民の理解の深さがあったからだと思います。日本はいま高齢化で大変だといわれますが、私は必ずしもそうは思わないのです。いかに長生きするかと考えて、人間はこれまで「高齢化」を目指して進んできたわけです。そのいちばん最先端に日本は立っている。そう考えれば、これはやりがいのあることだと思いますね。私たちはいま、大きな課題にチャレンジする立場にあるのですから。動物はふつう、生殖活動が終わって、子どもが育てば、寿命がきます。ところが、人間はそれを超えて生きるようになった。ならば、その「生きる」ということをいかに美しく、健やかにできるか。医学が貢献できるのは、そこではないかと思います。

永井　どうもありがとうございました。

おわりに

本書は、二〇一一年四月に開催される第二八回日本医学会総会(会頭:矢﨑義雄)を記念して刊行されました。日本医学会総会は、一〇八の分科会を擁する日本医学会と日本医師会が協力して医学関連領域の進歩・発展を図り、学術面、実践面から医学・医療における重要課題を総合的に議論する場です。今日のように医学・医療が高度に専門化し、細分化しつつある時代には、日本医学会総会は従来にもまして重要なものとなっています。さらに、日本医学の叡智を結集し、新しい未来を切り開く場として、わが国の医学と医療の振興に寄与するものと期待されています。

第二八回日本医学会総会のメインテーマは、「いのちと地球の未来をひらく医学・医療—理解・信頼そして発展—」です。近年、医学・医療と社会の関係は、より密接かつ複雑になってきています。医学・医療は、目覚ましく進歩していますが、変貌する社会を背景とし、医学と医療にはさらに大きな期待が寄せられていると思います。医学・医療の構築は社会との共同作業であり、その展開には生命科学から社会の仕組み、さらには文化までも、視野に入れておく必要があります。医学・医療と社会との連携が従来以上に重要さを増すなか、医学の未来を見据え、医療関係者はもちろん、社会一般の方々においても、本書がその現状と展望を考察するきっかけとなれば幸いです。

本書が広く、そして、長く読まれ、医療関係者のみならず一般市民の方々が、医学の未来に明るい希望を見いだし、医学と社会のあり方についても示唆が得られることを願っております。

二〇一一年四月

第二八回日本医学会総会記録委員長　富野康日己

執筆者紹介(本書掲載順)

桐野高明　独立行政法人国立病院機構理事長／脳神経外科学

吉岡俊正　東京女子医科大学副理事長・医学部教授／医学教育学

上原鳴夫　東北大学大学院医学系研究科教授／国際保健学

赤林　朗　東京大学大学院医学系研究科教授／医療倫理学

尾身　茂　独立行政法人年金・健康保険福祉施設整理機構理事長，元 WHO 執行理事

押谷　仁　東北大学大学院医学系研究科教授／感染症対策

岡野栄之　慶應義塾大学医学部教授／再生医学

中村祐輔　東京大学医科学研究所教授，シカゴ大学教授／遺伝医学

垣添忠生　公益財団法人日本対がん協会会長，元国立がんセンター総長

内山真一郎　東京女子医科大学医学部教授／神経内科学

大澤眞木子　東京女子医科大学医学部教授／小児科学

島薗　進　東京大学大学院人文社会系研究科教授／宗教学，死生学

永井良三　自治医科大学学長，東京大学名誉教授／内科学

小川秀興　順天堂理事長，日本私立医科大学協会会長

富野康日己　順天堂大学医学部教授／腎臓内科学

矢﨑義雄

1938年生まれ
1963年 東京大学医学部卒業
東京大学医学部教授，同医学部長，国立国際医療センター総長，独立行政法人国立病院機構理事長を経て
現在—国際医療福祉大学総長
専攻—内科学
編著書—『内科学』(朝倉書店)，『21世紀の大学病院』(日本評論社)，『対談 医学の最前線から』(南江堂)など

医の未来　　岩波新書(新赤版)1300

2011年3月18日　第1刷発行
2019年10月4日　第7刷発行

編　者　矢﨑義雄(やざきよしお)

発行者　岡本　厚

発行所　株式会社 岩波書店
〒101-8002 東京都千代田区一ツ橋 2-5-5
案内 03-5210-4000　営業部 03-5210-4111
https://www.iwanami.co.jp/

新書編集部 03-5210-4054
http://www.iwanamishinsho.com/

印刷・精興社　カバー・半七印刷　製本・中永製本

© Yoshio Yazaki 2011
ISBN 978-4-00-431300-7　　Printed in Japan

岩波新書新赤版一〇〇〇点に際して

ひとつの時代が終わったと言われて久しい。だが、その先にいかなる時代を展望するのか、私たちはその輪郭すら描きえていない。二〇世紀から持ち越した課題の多くは、未だ解決の緒を見つけることのできないままであり、二一世紀が新たに招きよせた問題も少なくない。グローバル資本主義の浸透、憎悪の連鎖、暴力の応酬——世界は混沌として深い不安の只中にある。

現代社会においては変化が常態となり、速さと新しさに絶対的な価値が与えられた。消費社会の深化と情報技術の革命は、種々の境界を無くし、人々の生活やコミュニケーションの様式を根底から変容させてきた。ライフスタイルは多様化し、一面では個人の生き方をそれぞれが選びとる時代が始まっている。同時に、新たな格差が生まれ、様々な次元での亀裂や分断が深まっている。社会や歴史に対する意識が揺らぎ、普遍的な理念に対する根本的な懐疑や、現実を変えることへの無力感がひそかに根を張りつつある。そして生きることに誰もが困難を覚える時代が到来している。

しかし、日常生活のそれぞれの場で、自由と民主主義を獲得し実践することを通じて、私たち自身がそうした閉塞を乗り超え、希望の時代の幕開けを告げてゆくことは不可能ではあるまい。そのために、いま求められていること——それは、個と個の間で開かれた対話を積み重ねながら、人間らしく生きることの条件について一人ひとりが粘り強く思考することではないか。その営みの糧となるものが、教養に外ならないと私たちは考える。歴史とは何か、よく生きるとはいかなることか、世界そして人間はどこへ向かうべきなのか——こうした根源的な問いとの格闘が、文化と知の厚みを作り出し、個人と社会を支える基盤としての教養となった。まさにそのような教養への道案内こそ、岩波新書が創刊以来、追求してきたことである。

岩波新書は、日中戦争下の一九三八年一一月に赤版として創刊された。創刊の辞は、道義の精神に則らない日本の行動を憂慮し、批判的精神と良心的行動の欠如を戒めつつ、現代人の現代的教養を刊行の目的とする、と謳っている。以後、青版、黄版、新赤版と装いを改めながら、合計二五〇〇点余りを世に問うてきた。そして、いままた新赤版が一〇〇〇点を迎えたのを機に、人間の理性と良心への信頼を再確認し、それに裏打ちされた文化を培っていく決意を込めて、新しい装丁のもとに再出発したいと思う。一冊一冊から吹き出す新風が一人でも多くの読者の許に届くこと、そして希望ある時代への想像力を豊かにかき立てることを切に願う。

（二〇〇六年四月）

岩波新書より

福祉・医療

賢い患者　山口育子
ルポ 看護の質　小林美希
健康長寿のための医学　井村裕夫
不眠とうつ病　清水徹男
在宅介護　結城康博
和漢診療学 あたらしい漢方　寺澤捷年
不可能を可能に 点字の世界を駆けぬける　田中徹二
医と人間　井村裕夫編
医療の選択　桐野高明
納得の老後 日欧在宅ケア探訪　村上紀美子
移植医療　出河雅彦 / 橳島次郎
医学的根拠とは何か　津田敏秀
転倒予防　武藤芳照
看護の力　川嶋みどり
心の病 回復への道　野中猛
重い障害を生きるということ　髙谷清
肝臓病　渡辺純夫
感染症と文明　山本太郎
ルポ 認知症ケア最前線　佐藤幹夫
医の未来　矢﨑義雄編
パンデミックとたたかう　押谷仁 / 瀬名秀明
健康不安社会を生きる　飯島裕一編著
介護 現場からの検証　結城康博
腎臓病の話　椎貝達夫
がんとどう向き合うか　額田勲
がん緩和ケア最前線　坂井かをり
人はなぜ太るのか　岡田正彦
児童虐待　川﨑二三彦
生老病死を支える　方波見康雄
医療の値段　結城康博
認知症とは何か　小澤勲
障害者とスポーツ　高橋明
生体肝移植　後藤正治
放射線と健康　舘野之男
定常型社会 新しい「豊かさ」の構想　広井良典
健康ブームを問う　飯島裕一編著
血管の病気　田辺達三
医の現在　高久史麿編
日本の社会保障　広井良典
居住福祉　早川和男
高齢者医療と福祉　岡本祐三
看護 ベッドサイドの光景　増田れい子
医療の倫理　星野一正
体験ルポ 世界の高齢者福祉　山井和則
リハビリテーション　砂原茂一
指と耳で読む　本間一夫
自分たちで生命を守った村　菊地武雄

岩波新書/最新刊から

1785 **独ソ戦** 絶滅戦争の惨禍　大木毅著

「これは絶滅戦争なのだ」。ヒトラーがそう断言したとき、ドイツとソ連の血で血を洗う皆殺しの闘争が始まった。想像を絶する戦い。

1786 **モンテーニュ** 人生を旅するための7章　宮下志朗著

狂気の時代をしなやかに生きたモンテーニュのことばは、私たちの心深くに沁み入ってくる。「エッセイ」の生みの親の人生哲学。

1787 **リハビリ** 生きる力を引き出す　長谷川幹著

自分の秘められた力を自らが引き出し、歩く、話す、働くことが再びできるように……。四〇年間の地域での実践を、事例とともに綴る。

1788 **2100年の世界地図** アフラシアの時代　峯陽一著

二一〇〇年に世界人口の八割以上を占める「アフラシア」の姿を、地理情報システムの手法による多彩なカラー地図で予測する。

1789 **奴隷船の世界史**　布留川正博著

歴史家たちの国境を越えた協力が明らかにした、大西洋奴隷貿易の歴史。奴隷船の実態から、奴隷貿易・奴隷制反対運動まで。

1790 **生きのびるマンション** ―〈二つの老い〉をこえて―　山岡淳一郎著

住民の高齢化と建物の老朽化が進むマンション。「不都合な真実」と向き合い、資産価値を高めて住み続けるために何が必要か。

1791 **世界遺産** ―理想と現実のはざまで―　中村俊介著

膨張する登録物件、各国の政治的介入の激化……。世界遺産の「光と影」に目を向けながら、文化遺産保護のあり方について考える。

1792 **短篇小説講義** 増補版　筒井康隆著

ディケンズら先駆者の名作に宿る、短篇の極意を探る。自身の小説「繁栄の昭和」で試みた実験的手法も新たに解説する増補版。

(2019. 9)